U0111859

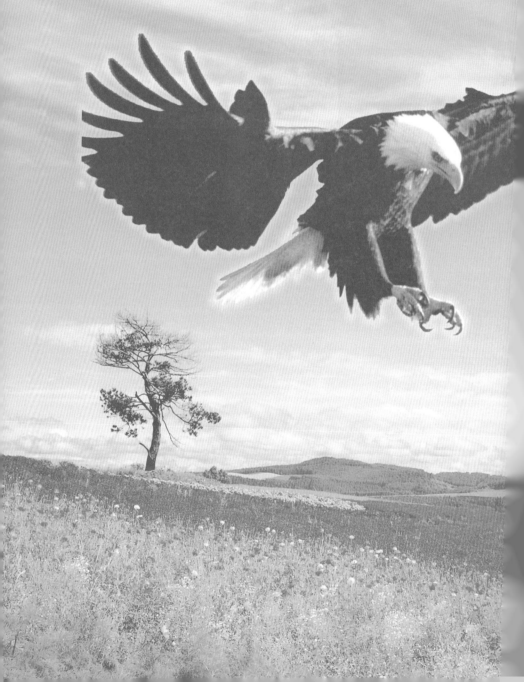

大展好書　好書大展
品嘗好書　冠群可期

武當武學 ③

武當

養生筋經八法

附DVD

岳武　陳玲 編著

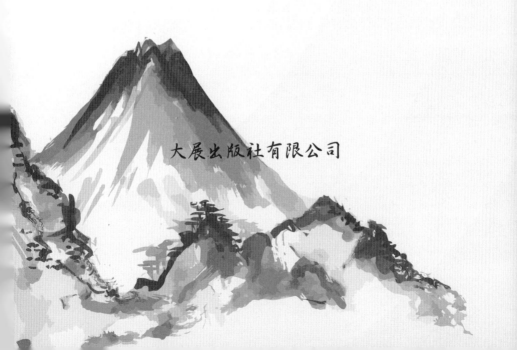

大展出版社有限公司

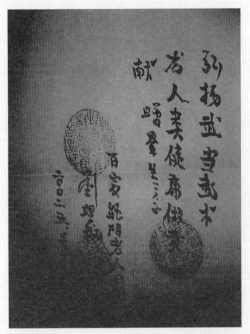

百歲道長武當宗師劉理航題詞

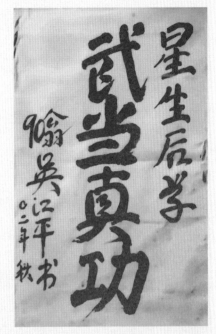

吳江平題詞

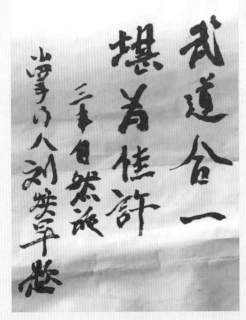

劉煥軍題詞

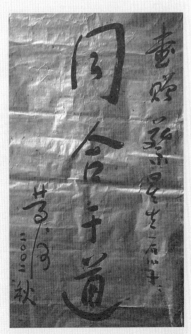

中國著名養生學家黃河題詞

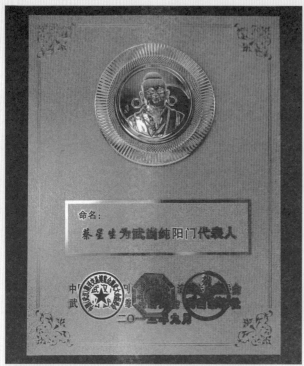

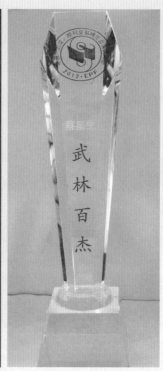

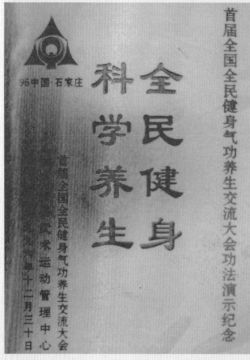

部分武術、養生科研成果

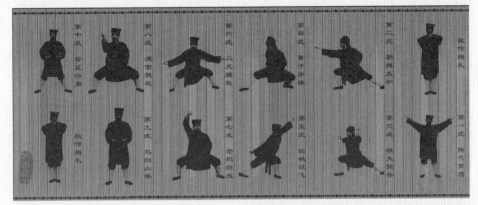

第三屆世界傳統武術節指定特色產品《武當養生筋經八法》竹簡

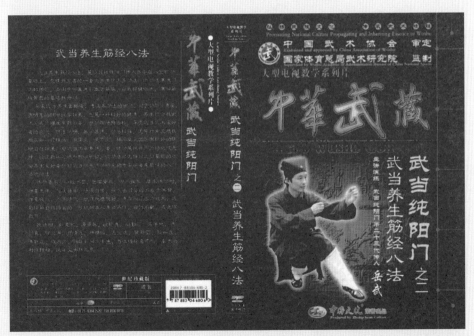

中國武術協會審定、國家體育總局武術研究院監製的《武當養生筋經八法》

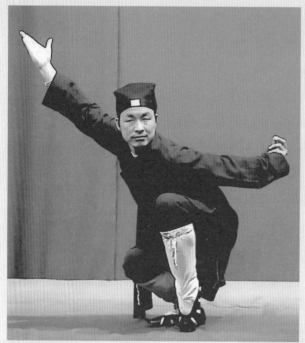
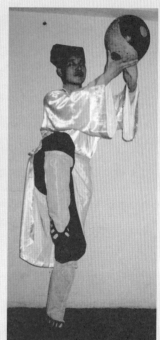
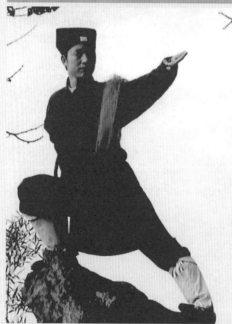
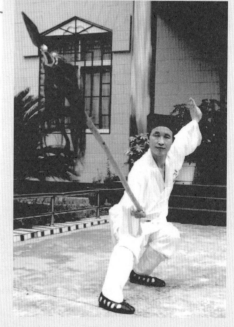

岳武練功圖

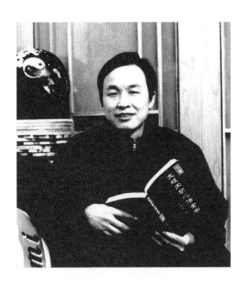

　　岳武，字宗恒，俗名蔡星生，管理學研究
生，係道教聖地武當山下土生土長的武當派武術
功夫理論與實踐集大成的學者型專家。武當武術
非物質文化遺產傳承人。現任中國武當拳法研
究會常務會長、武當養生研究會副會長等。出版
多部武當武術養生專著。教學授徒獨具一格，入
室弟子皆具絕活絕技。目前武當弟子遍及海內
外。為推動全民健身、弘揚武當真功作出了傑出
的貢獻，被推崇為「當代武當武學大師」。

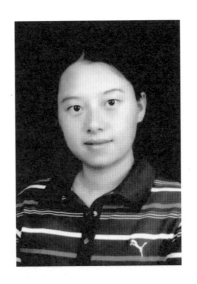

　　陳玲，女，現年34歲，武漢體育學院武術專業碩士研究生，國家一級運動員，一級裁判員，武術六段，現為湖北汽車工業學院武術代表隊主教練。

　　2008年始研習武當純陽門系列傳統功夫，受到武當派代表性傳承人岳武老師系列指導，在武當養生內功功法及傳統套路方面頗有收益。多次應邀擔任湖北省高校及第五屆武當太極拳國際聯誼大會武術比賽的裁判工作，先後培養多名優秀運動員，在高校武術賽事中取得優異成績。

內容提要

「武當養生筋經八法」又名「武當道傳八寶椿」是在武當山在廟高道口傳秘授的八寶椿功譜基礎上，經呂祖純陽門傳人弟子數年摩研並完善的一套武當傳統丹道內養功法。此功法原在道門內部秘傳，是修行道長在修真時啟動筋脈、自我保健的常練功法。在武當丹道體系中，列屬伸筋拔骨類的基礎性丹功範疇。是修真悟道、延年益壽的必經法門。

為溯源探究此養生功法在道內傳承體系中的地位，以武當非物質文化遺產傳承人、武當純陽門第23代傳人岳武（實名：蔡星生）為帶頭人的武當拳法研究會研究員們，在綜合整理武當系列養生武功的基礎上，與其他門類傳統養生修煉方法相比較，最後將此養生功法定位於武當道傳三類標誌性武術養生功法（伸筋拔骨類、呼吸吐納類、按摩導引類）之一的伸筋拔骨類典型功法，成為目前武當山下由十堰市武當拳法研究會

11

推薦的「武當養生三大寶典」之一。

這套功法的最大特色在於伸筋拔骨且功架獨特古樸，內容簡短，易學易練，功感極強。尤其對常見慢性病症如：頸椎病、肩周炎、關節炎、椎間盤突出症有較好的輔助治療效果；對武當內家拳練習者來說，此功是提升內力的絕佳選擇；對於提高武當養生愛好者的功架、身姿，有明顯的輔助效果，也是一種極好的健身、養生綜合性鍛鍊方式。

經過數年習練和教學驗證，此功法難度係數不高。對無任何武功基礎的社會養生愛好者和對武當功夫內功研究的專家學者也是最佳的入門體驗功法。

自 2000 年推廣以來，慕名前往武當山下十堰市武當拳法會實訓機構——十堰柳林武功院學習的受眾群體達數千人次。時至今日，世界各地養生愛好者包括多所院校武功研究、生命科學研究的專家、學者不斷進行探索交流，成為新世紀的一大健康熱點。

2008 年 10 月 28 日，CCTV－4 國際中文頻道專題播報了《岳武的故事》，引起了世界熱愛生命與健康的人們關注。隨即《中國日報》（英文

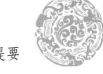

版）進行了專題報導，中新社、湖北衛視等媒體
進行了追蹤專訪。武當養生，健康一生。

前　言

〰〰〰〰〰〰〰〰〰〰〰〰〰〰〰〰〰〰〰〰〰

　　退隱浮華，平靜地度過了幾個春秋。

　　回頭想想，原始的、古樸的武術功法，才更具生命力。酒，真的是陳的香，儘管不少人不願意承認。終究一天，正如練習了一輩子武術的大家們，無論曾有多少花樣的表演，回過頭來，私下裡還會老老實實地重複練習武術基本功那樣，實實在在地做武術人，過武術生活。

　　武當真正的功夫，也沒有人們想像的那樣「扎眼」，它就像山澗小溪中的泉水一樣，悄無聲息地流淌著，不管是否引起外界的注意。我們只能算是幸運兒，當年有緣得到了恩師們的點撥和指導，並且把它當作畢生的一個愛好和事業堅持了下來，如此而已。

　　現今社會，說起武當功夫，真是天上地下，雲裡霧裡。想學習的，根本摸不著邊；看熱鬧的，根本不知道門道。高道隱逸之士，觀社會上一番鬧騰，所謂武當真功絕技，烏煙瘴氣，亂七

八糟，閉門謝客，不問世事；俗子江湖掮客，混水攪和，紛紛揚揚，到武當山住上數日，周遊一圈，搖身一變即為武當某派傳人。

和諧社會，追求健康，武當養生，深入人心，於是武當太極之類的舒緩動作的拳術如雨後春筍般地冒了出來。隨便清點，過去沒影兒的武功，一下子視頻上、書本裡、雜誌中就多出數十種。真讓成長在武當山下，見證了現代武當武術發展歷史的人們目不暇接，無從思變。孰是孰非，莫衷一是。

所幸本人於上世紀70年代承蒙家學，幼年得民間師傳；青年時學文不忘習武，得眾大家提攜，成為多位武當高道隱真門徒，無意間承其衣缽，率姊妹開館授徒，培養出一批諸如：武當金丹鐵布衫代表性人物——蔡勇；武當內功柔術代表、80歲老人湯德發等武當英才；壯年不忘報師恩，回報社會，還道武當，近年來，打破「六耳不傳道」的舊習，隨將多年來珍藏的武當內功點滴示之於社會，教授給有緣人。法門一開，所傳功法對人體健康方面的影響尤為明顯，回響極好，國內外養生愛好者，蜂擁而來……原來真品「山貨」還是珍貴哦！

想社會上如此鍾愛武當功法，歎世間魚龍混雜，視聽混淆，我等傳人再不立於潮頭，留下一些圖片與文譜，為世人指點迷津，作學問參考，俗心不忍，愧對祖師！於是產生了整理「武當內功圖譜」或「武當養生寶典系列叢書」的思想。

　　2007年10月武當山召開了「武當國際戰略研討會」。受人推薦，當時正在各地拍攝《中華武藏》專題武術片的導演姜智，一個電話邀請，結緣於武當山下玄武賓館，促膝談心兩小時，達成共識，獻真寶，拍攝系列武當功夫教學資料專題片，納入國家武術資料庫，成為全國129個傳統武術拳種中武當山下僅有的國家正式認可的兩個武當拳種之一。

　　拍攝中，姜智導演深感武當真功魅力無窮，飯局中提議整理武當養生功法，諸如筋經八法、吐納九式、十三導引功修真等，要以開放的思想去面向世界，要以振興武當為己任，武當異日必大興。

　　事後，在弟弟妹妹主辦的武當拳法研究會培訓機構——十堰柳林武功院來了一位武術研究生，專門要求學習武當傳統的功法。引起了本人的注意，正所謂武當修真「六不傳」之「傳拳不

傳功」是祖訓哦，深深地刺激了我。他學習最基礎的「武當筋經八法」，不貪多，只求精。追隨左右，逢聽必記，十幾天過去了，一個厚厚的筆記本記滿了圍繞武當功法相關的武當文化。

後來又來了美國的生物製藥研究生，專門學習養生功法；再後來又出現了日本的學員要求獨家壟斷學習武當八面蕭。接著就是臺灣的、香港的等等，真正的傳統武功，還是有識貨的人哦！

特別是身邊的兩個典型——蔡勇和湯德發。一個是當年身患疾病，弱不禁風的少年，練習武當內功，8年後成就了「武當金丹鐵布衫」，成為全國武林界的精英；一個是76歲、走路都艱難的老人，向生命抗爭，練起了武當內功，3年後成為東風汽車公司的「十大健康老人」。更多的慢性病症，諸如：肩周炎、頸椎病、椎間盤突出症、亞健康等，武當內功就是它們的最大剋星。武當內功，濟世度人。

可是如今，仍然受「六耳不傳道」「言祖不言師」等傳統傳承習慣思維影響，多年來奔走廟觀，隱於市井，對早年高道隱真所教習的千年內功秘技，勤練不輟，更有體悟，並做筆記，不敢有絲毫懈怠。所傳承的「武當九式吐納秘功」

「武當筋經八法」「武當文太極」「武當太極十三椿」「武當金丹鐵布衫」「武當雲床高臥秘練圖說」「武當宮陣秘練圖說」等絕學功法，仍沒著手重修圖譜，獨藏於心。有道友勸說：「他日遺失，必為大憾，且為祖師所不容。」在高度物質文明的今天，著書傳世，以繕珍藏，顯得日益迫切。於是，開始醞釀寫寫武當內功圖譜之類的書稿。

彈指一揮間，三年過去了，深感自己並非天生道骨，也非地造聰明，練得好，不一定寫得好。迎難而上，正所謂「開弓沒有回頭箭」，弓既然拉開，就要射出有力的一箭。在出版社編輯老師們的不倦指導下，數易其稿，2010年《武當九式吐納養生法》正稿終於誕生了。圈子裡的夥伴們，到是祝賀，我卻恨恨說：再也不寫下一本了。其中艱辛，非經歷不知。

閒暇之餘，無意翻動《武當九式吐納養生法》一書的前言，其中內容：

天下所有事情要想做好，首要熱情。你對所做的事情根本沒有興趣，註定了那是一條不歸之路，就算是有幸遇上，也是與自己緣多份少，最終不了了之，無所作為。習武練功這樣，許多事

情都是一個理兒。

其次是堅持。熱情是開端，是做事的序曲，是做事的好兆頭，但不是做事的根本。做事的根本在於持之以恆。沒有毅力，最終什麼事兒都幹不成。縱然是美夢也難於成真。

其三要勤思。有道是「學而不思則罔」。沒有體悟，不會有大成。代代相傳的武功秘技，精髓在於其內涵博大，思想精深。不勤思多悟，僅為機械模仿而已，得其形，而神已盡失。若此，再好的武功必然失去昔日的風采，最終在歷史的長河中，日漸沒落，直至被後人忽略乃至遺棄。

讀這段文字，思緒萬千。作為成長、生活在武當山下的武當武功非物質文化遺產項目傳承人，有責任也有義務讓「獨善其身」成為過去，迎來「兼及天下」的新時代。我再次鼓足幹勁，坐上冷板凳，敲起了鍵盤，走入到必然的思想王國。

冬去春來，又是三年，一聲長歎，筆者終於將千年武當立足於養生長壽並能為實戰服務的內功絕技，從實踐到理論，再從理論到實踐進行檢驗之後，形成完整的教學與研究體系，並整理成圖文並茂，聲像俱存的《武當養生筋經八法》文

本教程。如果說學習是不容易的事，資訊流的時代，整理書稿，就更艱辛。

　　無論如何，書稿誕生了，讀者是否滿意，期待市場的回饋。筆者的努力，也僅為拋磚引玉，相信武當大家，也將放下包袱，輕裝上陣，互為表裡，遙相呼應。

　　同時面對編輯老師們，叩首拜謝！

目　錄

23

第一章

源流、傳承特色及理論定位

第一節 源 流

「武當養生筋經八法」全名「武當養生道傳八寶筋經樁」，民間習慣簡稱「八寶樁」。它是在武當山在廟高道口傳秘授的八寶樁功譜基礎上，經呂祖純陽門傳人弟子數年摩研並完善的一套武當傳統丹道內養功法。

此功法原在道門內部秘傳，是道長在修真時，舒展身體關節，啟動氣血筋脈，自我保健的常練功法。屬伸筋拔骨類的基礎性丹功。

據相關史料記載，武當高道「劍仙」郭高一曾深諳此功法並多次登門與武當純陽門宗師劉理航道長探討交流，成為佳話。數年來民間鮮見練習。

以武當山下的非物質文化遺產傳承人，呂祖

純陽門第23代傳人岳武（實名：蔡星生）為代表，率其弟子們經過近20年的練習體驗和教學實踐證明，此套功法有極強的養生推廣價值。本世紀初，此功法已開始向世界各地養生愛好者公開教學傳播。

日前，經中國武術協會審定、國家體育總局武術研究院監製的大型系列電視教學片《武當養生筋經八法》已經拍攝成DVD出版發行，並收錄於中國大型電視教學系列片《中華武藏》之中。

第二節　傳承功用特色與理論定位

一、傳承功用特色

「武當養生筋經八法」例屬武當一大名宗——呂祖純陽門武功在武當山下現代傳承體系中的一套武當道傳養生健體、卻病延年秘寶。功法簡明，易學易練，功感極強，具有丹道養生築基功體系中的標誌性功法特徵。

這套功法的最大特色在於分成8種練功方法，既可單操，又可連貫整套運動。透過以不同形式的肢體運動方式，使用暗力拉伸經筋，並配

合特殊的呼吸方法，促進身體的不同部位蠕動、推壓、按摩五臟六腑，促進身體筋脈氣血暢通，達到養生祛病的功效。

「武當養生筋經八法」在武當養生體系中屬動功養生範疇。

主要表現在：

一是功法傳統，適應群體廣泛。

此套功法過去在武當道門內部秘傳，肢體動作原始古樸，習練難度係數不高。有無武功基礎均可練習。對武當功夫內功研究的專家學者也是最佳的基礎性體驗功法。

二是呼吸方式與市面流行的動功功法要求不同。

在八組動作中，前幾組動作要求吸氣用力，兩拳攥緊，穩步加力；呼氣時高度放鬆。

三是功用獨到，效果明顯。

其功用概而言之有以下三個方面：

第一方面，武當丹道修煉——經脈通秘法。

人體內有多條經脈管道，透過肢體軀幹的充分屈伸、外展內收、扭轉身體等運動得到拉伸，從而使人體的骨骼及大小關節在傳統定勢動作的基礎上，儘可能地呈現多方位和廣角度的活動。

透過「拔骨」的運動達到「伸筋」，牽拉人體各部位的大小肌群和筋膜，以及大小關節處的肌腱、韌帶、關節囊等結締組織，促進活動部位軟組織的血液循環，改善軟組織的營養代謝過程，提高肌肉、肌腱、韌帶等軟組織的柔韌性、靈活性和骨骼、關節、肌肉等組織的活動功能，達到強身健體的目的。

尤其對常見慢性病症如：頸椎病、肩周炎、關節炎、椎間盤突出症有較好的輔助治療效果。

第二方面，是武當高乘武學——點穴術的秘修輔助功法。

長期習練，極快地提升我們指力和點透之勁。具有不傷手，增內力，持續久等特徵。對武當內家拳練習者，此功是提升內力的絕佳選擇。

第三方面，可以作為武當武功的基本功訓練教程。

「武當養生筋經八法」涉及武當內家拳習練所必備的幾種基本步型，即弓步、馬步、歇步、仆步等。透過功力練習兼帶提升了基本功的水準。為進一步深造學習武當內家拳奠定了良好的武功基礎。

「武當養生筋經八法」的另一傳承特色是：

作為養生，這套功法可以整體成篇，又可以單勢練習。

一般練習每式左右做3次，整套需要13分鐘左右；能夠在氣不喘息的前提下，前胸後背汗水濕襟，常伴有痛快淋漓之感。

不會出現練功走偏現象。只有改變和養成呼吸的習慣，沒有氣機運行走向的深度要求。

沒有運動經歷的學員，初學的前三天會出現全身痠痛的現象。一般一週後身體痠痛自然消失，伴隨而來的是五指指力大增，精神飽滿，身心愉悅。

二、理論定位與社會影響

1. 理論定位

為溯源探究此養生功法在道內傳承體系中的地位，以武當非物質文化遺產傳承人、武當純陽門第23代傳人岳武（實名：蔡星生）為帶頭人的武當拳法研究會的研究員們，在綜合整理武當系列養生武功的基礎上，與其他門類傳統養生修煉方法相比較，最後將此養生功法定位於武當道傳三類標誌性武術養生功法（伸筋拔骨類、呼吸吐納類、按摩導引類）之一的伸筋拔骨類典型養

生功法，成為目前武當山下由十堰市武當拳法研究會推薦的「武當養生三大寶典」之一。

「武當養生筋經八法」屬武當傳統丹道內養功法中伸筋拔骨類的基礎性丹功，其根在道門，其法將會經由呂祖武當純陽門從此廣泛流傳於民間。一經弘揚，就會源遠不斷，為人類健康造福。

2. 社會影響

自2000年「武當養生筋經八法」與「武當九式吐納養生法」面向社會，公開傳授以來，慕名前往武當山下的十堰市武當拳法會實訓機構——十堰柳林武功院學習的受眾群體達數千人次，受到社會各界人士的好評。特別是那些筋脈受損，身體虛弱，氣短、力乏的養生愛好者、內功點穴愛好者和從事公職門類的精英人士，一經接觸，感受深刻，強烈關注。

時值今日，世界各地養生愛好者包括多所院校武功研究、生命科學研究的專家、學者不斷進行探索交流，成為新世紀的一大健康熱點。

2008年10月28日，CCTV－4國際中文頻道專題播報了《岳武的故事》，引起了世界熱愛生命與健康的人們關注。隨即《中國日報》（英文

版）進行了專題報導，中新社、湖北衛視等媒體進行了追蹤專訪，武當養生，健康一生。

目前，武當山下的十堰市武當拳法研究會柳林武功院作為團體傳播機構，培養了一大批「武當養生筋經八法」的習練、研究群體，並迅速向世界各地傳播這一道家文化精粹。

武當養生筋經八法

第二章

筋經八法基本技術

第一節　基本手型

一、陰陽八卦手

右手握空心拳，左掌拇指透過右拳眼，扣按於右手心（勞宮穴）處，左手其他四指抱於右拳面和拳背之上。雙手環抱成子午陰陽訣，亦即陰陽八卦手。

此手法為男士手訣。女士左右手互換。（圖2－1）

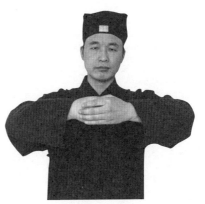

圖2－1

35

二、八字掌

四指併攏伸直，拇指自然伸開，即成「八字掌」。（圖2－2）

三、拳

四指屈攏收於掌心，大拇指第一關節屈壓在食指第二關節上。（圖2－3）

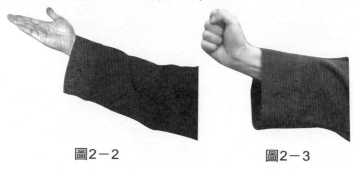

圖2－2　　　　　　　　　圖2－3

第二節　基本步型

一、併步

自然站立，雙腿伸直，雙腳併攏，兩腳落實，重心落於兩腳下。（圖2－4）

二、弓步

兩腳前後分開一大步，前腿屈膝前弓，大腿斜向地面，膝與腳尖上下相對，腳尖微內扣；後腿自然伸直，腳跟蹬地，腳尖微內扣，全腳掌著地。（圖2－5）

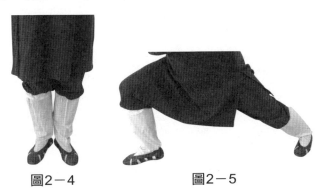

圖2－4　　　　　　圖2－5

三、橫開步

兩腳左右分開一步，橫向之間保持與肩同寬或稍寬，兩腿自然伸直，全腳掌著地，重心落於兩腿之間。（圖2－6）

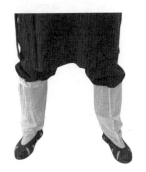

圖2－6

四、彈簧步

兩腳左右分開一步，橫向之間保持與肩同寬或稍寬，兩腿自然伸直，全腳掌著地，重心落於兩腿之間；然後重心上提，雙腳跟自然離地。（圖2-7）

五、交叉步

自然站立，一腳向另一腳前或後移動成交叉步。交叉步分前交叉步和後交叉步。（圖2-8）

六、馬步

兩腳開步站立，與肩同寬或稍寬，兩腿屈膝半蹲，大腿略高於水平或水平。（圖2-9）

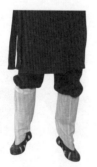

圖2-7

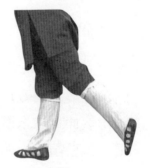

圖2-8

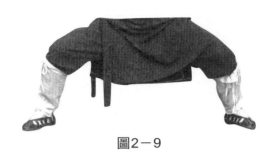

圖2－9

七、仆步

兩腳左右開立，右腿屈膝全蹲，全腳著地，左腿挺膝伸直，腳尖裡扣，握右拳置於腰間，左臂夾緊，拳放置於胸前。仆左腿為左仆步，仆右腿為右仆步。（圖2－10）

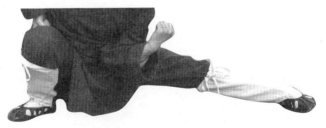

圖2－10

八、歇步

兩腳交叉靠攏，兩腿屈膝全蹲，左腳全腳著地，腳尖外展；右腳前腳掌著地，後腿的膝部

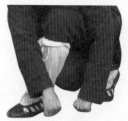
圖2-11

貼於前腿的外側，臀部坐於後腿小腿上，接近腳跟。兩手握拳著地。左腳在前為左歇步，右腳在前為右歇步。（圖2-11）

第三節　基本吐納方法

做筋脈功法也要配合呼吸吐納基本技法。這些技法在武當各類養生功法中相互穿插，各有側重。在「武當養生筋經八法」練習中，要注意配合以下呼吸吐納方法。

一、自然呼吸法

口微閉，上下牙微微相合，舌尖輕搭上齶，用鼻吸氣，腹部要凸起，呼氣，腹部要收縮。

不加任何意念，不拘泥於形式，自然呼吸。

二、慢、長、細、勻呼吸法

在練功過程中，為配合肢體動作，而採取的一慢、二長、三細、四勻的「四合一」呼吸方

法。屬於常見的調節呼吸方法。

三、長吸短呼法

在練功過程中，為配合肢體動作，採取的吸氣時間大於呼氣時間的呼吸調節方法。

呼吸氣時間的長短，要因人而異。

四、吸氣用力法

在練功過程中，為配合肢體動作，採取的吸氣時兩拳穩步攥緊，呼氣時兩拳放鬆的呼吸調節方法。

呼吸氣時間的長短，要因人而異。

五、三吸一呼法

即「間歇式一吸長呼」的呼吸吐納方法。此為呼吸吐納特色所在。

一個長吸氣，分3次短吸氣完成；然後一個長呼氣，完成一組呼吸吐納方法。

這一組長吸氣分3次短促吸氣完成。通常情況下，吸氣時雙拳逐步加力握緊。

第一次短促吸氣時，雙拳加力握緊；動作不間斷，第二次短促吸氣時，雙拳再加力握緊；

動作不間斷，第三次短促吸氣時，雙拳用全力握緊；然後一個長呼，呼氣速度相對加快。

六、吸閉噴氣法

在練功過程中，為配合肢體動作，採取的吸氣、閉氣、噴氣的呼吸調節方法。

具體操練又分為：一吸一閉法、一吸三噴法、長吸一噴法、一吸一噴法。

吸氣、閉氣、噴氣的速度快慢、時間長短，要因人而異。

七、胎息動呼吸法

吸氣的同時環抱雙手呈陰陽子午訣，即陰陽八卦手，自然放於小腹前。然後自然呼吸，意守下丹田（通俗說法是肚臍眼下一寸的區域）60秒鐘為度。感受小腹部隨呼吸一起一伏。也叫胎息動。

一般養生愛好者學習時可不作深究，意到即可。

第四節　「三調」的基本方法

練功前、功後和練功過程中，都有自我調節身心的過程，這個過程往往容易被練功者所忽略。筋脈功法以伸筋拔骨為主體，並不排斥和忽視呼吸吐納基本意識導引的配合。「三調」的基本方法，就是對練功者的一個功前指導。

一、調身

調身，即對形體姿勢的調整鍛鍊。

它是有意識地按照規範自我調整處於靜止或運動狀態時，形體姿勢的操作過程，也稱煉形。

練習吐納功法時，要做到功架正確，姿勢合乎規範。

二、調息

調息，即對呼吸的調節訓練。

它是有意識地按照規範自我調節呼吸的訓練方式，也稱煉氣。

也就是自覺採用不同的呼吸方法，與形體動作相互和諧，以達到和氣養身的目的。

練習吐納功法時，要做到呼吸方法正確，肢體配合默契。

三、調心

調心，即對心意的調節引導。

它是有意識地按照規範自我調控心理狀態的操作方式，也稱煉神。

也就是透過對自我心意的調節引導，借助意念的活動達到入靜養神的目的。

心主神明，只要能心清神靜，意念專一、正直，思想情緒穩定，臟腑功能就不會紊亂，生命就不受任何危害。

練習功法時，要做到心不外想，神不外馳，專心一意，心息相依。

四、「三調」之間的關係

所謂「心息相依」「神形兼備」。調心是「三調」中的主導因素，調息和調身均需在調心的前提下進行，直至進入「三調」融為一體的功態境界。

第五節　訓練的基本要求

一、練功要求

一般而言，面南背北。也可以因時、因地而變化，一般養生愛好者，可以不做強求。

但是在日常練功時，必須強調以下要求：

①神意集中，氣歸丹田，呼吸自然，提氣由腎脊始而發於兩臂；

②注意吸氣，不問呼氣；

③動作越慢越好，身架必須盡力放大，達到伸筋舒絡的目的。

練功過程，可根據本人身體條件或承受能力，自行間歇，或選做數節進行單式練習。

二、注意事項

1. 鬆

就是要求日常練功時全身各部位自然放鬆。特別是功前和功後對身心的調節，格外強調和重視。練功過程中要做到鬆、緊有度，和諧自然。

通常做法是：自然站立時，目光垂斂，身體

中正,坐胯鬆腰,要求虛腋垂臂,提肛斂臀,手指鬆開,自然微屈。

運動時要呼吸整體配合,協調一致。

2. 緊

就是在練習「武當養生筋經八法」過程中,按照動作要領的具體要求,拉伸筋骨時,做到雙拳穩步加力,越握越緊,腹肌配合用力。

一般情況下,呼氣時用力。吸氣時放鬆。

當然,各式的具體要求有區別。練習時要在具體動作學習中,注意體會與區分。

3. 靜

要求思想集中,心安神靜。表情自然,情緒鬆弛。

用意不要重,要輕、淡。切忌刻意追求氣感,以免出偏。

4. 適度

要求定時定量,持之以恆。

有時通過練功,原有的慢性病症出現好轉,如果驟然停練,可能復發。

練功也不能過於疲勞，適可而止。心急求速，日夜不停地練，也會出問題。

　　武術界有句術語叫「火候適度」，因此練功不能「過火」，要講求適度。

5. 做好準備活動

　　「武當養生筋經八法」屬於伸筋拔骨類功法，不做好準備活動，容易造成肌肉、韌帶、筋經受傷。所以，做好準備活動至關重要。

　　特別是對於過去很少或較少參加體育鍛鍊的中老年或者體弱多病的年輕人，要充分結合自己的生理特點、健康狀況加以綜合考慮。

　　練習時，做到由淺而深，逐步拉伸自己的功架，不要急於求成。

　　在正式練功前，要認真掌握功法的動作方法及練習要點，按照規定動作標準進行練習。充分做好準備活動，特別是腰、膝、踝、肩等關節一定要活動開。同時要正確對待肌肉酸痛等練功初期出現的必然現象。

　　建議針對本功法特點，練功者在正式練功前，有條件的可以先小跑數圈，然後壓腿、控腿。也可以在原地小跑5分鐘，再做正壓腿、弓

步壓腿、仆步壓腿、歇步坐盤、前屈、後仰、轉腰等基礎動作,為正式練功做好充分的準備。

另外,練功場所應該安靜、整潔。要避免在污染嚴重或者有噪音干擾處練功。

第三章

筋經八法動作名稱及圖解

第一節　筋經八法養生歌

一、作揖養生歌

起手抱拳宜輕緩，
雙手環扣氣吸滿，
頷首短呼意猶盡，
納氣挺胸吐沉丹。

二、起勢養生歌

雙手抱拳意守丹，
捧氣貫頂行周天，
意氣由上而下沉，
湧泉穴位是玄關。

三、八法行功歌

（又名「八寶如意站椿功椿歌」）

如意椿，源周易，

欲頤身，尚勤習。

潔淨地，練功宜，

守空洞，保清虛，

神情怡，無塵慮，

臂膀圓，腋半虛，

身軀正，吸用力，

行臥如同水中魚，

吞吐纏綿意領氣；

高低隨時任轉移，

延年益壽勝求醫。

四、功用秘要歌

八法勢簡莫輕瞧，

用氣使力全顛倒，

伸筋拔骨臂腿腰，

瘟神遇上也告饒，

修行丹道築基功，

步入正途是奇招，

養生長壽先潔體，

五行康健有奧妙，

防身點穴長功力，

無意抓拿鬼哭嚎，

先賢秘傳筋經技，

有緣信士護身寶，

江山代有傳人出，

大德修行法自高。

第二節　筋經八法動作名稱

引子：敬作揖禮

起勢：捧氣貫頂

第一式　朝拜太和

第二式　樵夫擔柴

第三式　童子穿襪

第四式　仙鶴欲飛

第五式　二龍纏柱

第六式　老媽紡線

第七式　滿面散花

第八式　鳥歸山林

收勢：狸貓洗臉——金盆浴身——抱圓守一

第三節　筋經八法動作圖解

引子——敬作揖禮

【歌訣】

　起手抱拳宜輕緩，雙手環扣氣吸滿；

　頷首短呼意猶盡，納氣挺胸吐沉丹。

【動作圖解】

　①自然站立，全身放鬆，頭頂上懸，下頷微收，舌尖輕搭於上齶，背有上拔之意，使閭尾中正，肛微提，腹微收，目光平視。（圖3-1）

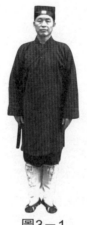

圖3-1

②接上動不停。雙掌同時外
旋，兩臂屈肘後拉至兩腰間，兩
掌心斜向上方。（圖3－2）

③接上動不停。兩肘外撐，
兩掌心斜向上方。（圖3－3）

④接上動不停。撐臂轉腕，
兩掌向兩側平舉，兩掌心向下，
兩臂高與肩平。（圖3－4）

⑤接上動不停。兩臂外旋，

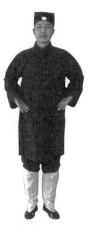

圖3－2

同時直臂由側平舉向正前方相合；然後屈臂內
收，雙掌疊抱；同時右手變空心拳，左掌拇指由
右拳眼，扣按於右手心（勞宮穴）處，左手其他
四指抱於右拳面之上（男左手環抱於右手；女右

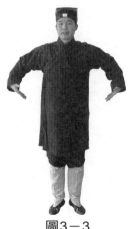

圖3－3

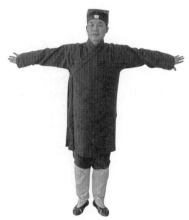

圖3－4

手環抱左手。以下此手法皆同）。成子午陰陽
訣，亦即陰陽八卦手，目光內斂。（圖3－5、圖
3－6）

　　⑥接上動不停。手臂動作不變，微向前方低
頭叩首，呈作揖朝拜勢。（圖3－7）

　　⑦接上動不停。抬頭挺胸，雙手抱拳自然回
收於胸前。（圖3－8）

　　⑧接上動不停。兩手分開變掌，兩掌心向下
徐徐下按於小腹前；然後兩掌向身體兩側分掌下
垂成自然站立勢。（圖3－9、圖3－10）

　　【吐納方法】

　　雙手合抱時，要緩緩進行並配合長吸氣，吸
滿後雙手同時抱拳；此時胸宜挺，氣宜滿。

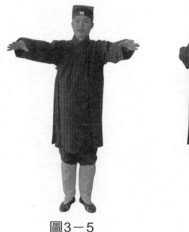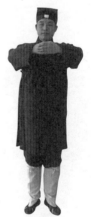

圖3－5　　　　　　　圖3－6

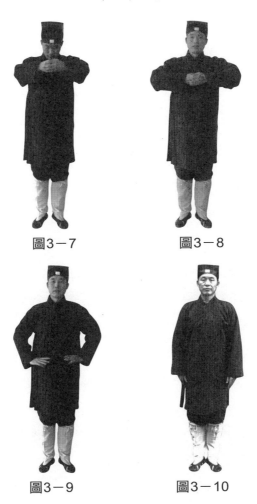

圖3－7　　　　　　　圖3－8

圖3－9　　　　　　　圖3－10

　　接著一個短呼，同時配合低頭頷首；此時
胸宜含，氣宜空。一吸一呼為一組；接著抬頭挺
胸，自然吸氣長緩，抱拳收於胸前，彷彿是胸前

的膻中穴在吸氣，將所抱拳吸回到胸前；此時胸宜挺，氣宜滿。

這是一個短吸。接著一個長呼，所抱拳自然空鬆沿胸前正中線，配合長呼氣而下落至小腹前（下丹田）。

【練習提示】

①一般以一次為度，作為功前的引子，對身體、思想、呼吸進行調整，也稱「三調」。

②雖然是練功前的引子，提醒習練者、研究者不要輕視。此組動作蘊涵著呼吸吐納養生法和防身自衛的獨特技巧，練功者自悟，可有所得。

【易犯錯誤】

①呼吸配合不當。呼吸的時間長短和速度的把握不準確，容易出現憋氣現象。

②吐納的配合動作為4動，容易被做成2動。

③姿勢配合不當。容易把「低頭頜首」動作做成「低頭彎腰」的動作。

【糾正方法】

①分兩組呼吸練習。先練習一長吸氣一短呼的方法，適應後，再練習一短吸氣一長呼氣的吐納方法。逐步把握呼吸要領。

②配合兩組呼吸，把動作分解為4動。先長

吸氣，雙臂由兩側向正前合抱，雙手相交呈陰陽八卦手，抱於胸前，此為第一動。

第二動，雙臂不動，低頭頷首，短呼氣。

第三動，抬頭挺胸，兩手回收於胸前，此為短吸氣。

第四動，雙手分開變掌，翻掌下按，此為長呼氣。

③在練習時，體會「低頭頷首」與「低頭彎腰」的動作區別，克服混淆動作的習慣。

【養生功效】

兩組呼吸，一長一短，一短一長，三丹歸元。表像作揖朝拜，暗含調養氣機。祛燥降火，氣定神清。

預備勢——捧氣貫頂

【歌訣】

開步舉手行氣滿；捧氣貫頂百會先；

意氣由上而下沉；湧泉穴位是玄關。

【動作圖解】

①接上式動作。左腳自然向左側橫開半步，兩腳距離與肩同寬或稍寬；兩臂自體側慢慢上抬，兩掌心向上，兩掌慢慢合於頭頂上方，兩掌

心遙遙相對，用鼻子吸氣，至此氣吸滿。（圖3-11、圖3-12）

②接上動不停。用鼻子呼氣；同時，兩掌翻掌下按，掌心向下。（圖3-13、圖3-14）

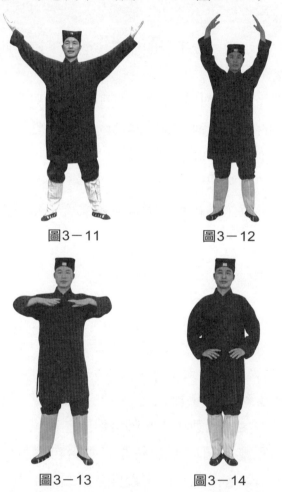

圖3-11　　　　　　　圖3-12

圖3-13　　　　　　　圖3-14

③兩掌慢慢下落於身體兩側，掌心向內，呼氣結束。（圖3－15）

如此重複3次。

【吐納方法】

「捧氣貫頂」是一組全身心調理動作。共包含3種吐吶導引方法。

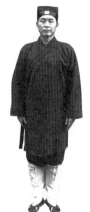

圖3－15

①**呼吸法**

用鼻子吸氣，雙臂自體側慢慢上抬，雙掌心向上，再慢慢合於頭頂上方，雙手掌心遙遙相對，至此氣吸滿；然後用鼻子呼氣，同時翻雙掌下按，掌心向下。雙手慢慢下落，垂至體側，呼氣結束。如此重複3次。

②**意念法**

要有一個意識假想。吸氣時，雙目微閉，意想內視，人的身體就像一瓶渾濁的水，呼氣時，隨著雙手下按而意念自頭頂下行，身體內假想的污濁之水面也隨意念下降下行，從雙腳下的湧泉穴外泄；人體流空之處都變得非常潔靜，無色透明。所有的病氣、濁氣都隨意念水面下降而下行，由湧泉穴外泄入地。

③**意識假借法**

它是一種養生有效的心理暗示方法。此方法操作得當，非常有助於身心健康。習練靜坐功夫的人們，自然明白其中的玄機。這裡不一一贅述。

當然，如果習練者還沒有導引基礎，還不能控制自己的意識假借，作為一般性的養生鍛鍊，也可以只用肢體動作配合呼吸吐納，而不用意識假借這種導引方法。

【練習提示】

①初級習練者，要求肢體動作準確，鬆緊有度，自然配合呼吸。

②中級練習者，要求肢體動作的吞吐、屈伸、開合與呼吸吐納有機配合。

③高級養生者，做到肢體動作、呼吸吐納與意識導引高度融合。

④以下分式功法中出現「捧氣貫頂」時的練習方法與此相同。

【易犯錯誤】

①「調身、調息、調心」方法不當。

②初期不容易進入練功狀態。心緒不寧。

【糾正方法】

①掌握「三調」的方法、要領，認真體會在自然、放鬆狀態下，意、氣的高度融合。

②克服急躁心理，放鬆自己的思想，不刻意追求功態。

【養生功效】

①梳理三焦。

②調節身形、心意、氣息；尤其對高血脂、高血糖、高血壓患者是一組行之有效的調理方式。

③改善神經、體液調節功能，有助於血液循環，消除疲勞。

第一式　朝拜太和

【歌訣】

雙手握拳提腰間；退撤一步另臂展；

朝拜太和伸筋骨；攢拳吸氣仆地穿。

1. 併步握拳

【動作圖解】

①自然站立，全身放鬆，頭頂上懸，下頜微收，舌尖輕搭於上齶，背有上拔之意，使閭尾中正，肛微提，腹微收，目光平視。（圖3-16）

②接上動不停。吸氣上提於胸中，胸上挺，

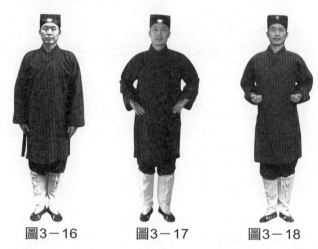

| 圖3－16 | 圖3－17 | 圖3－18 |

腹收緊，同時雙手掌外旋，兩前臂後屈，雙掌變握拳（快速），收於腰間。（圖3－17、圖3－18）

2. 弓步穿掌

【動作圖解】

接上動不停。身體右轉90°，呼氣放鬆，左腳向左後方撤退一大步，左腿繃直，右腿屈膝，右大腿與地面平行，呈右弓步；同時，右臂向前平伸穿掌，成「八字掌」；左手握拳在左腰間不變；目光平視右掌。（圖3－19）

3. 臂腿側伸

【動作圖解】

①接上動不停。右掌變拳，吸氣，同時用全身之力緊握拳頭，左手握拳放在左腰間不變；然

後，上體姿勢不變，兩腿重心由右向左後移，兩
腳尖微向左轉，逐漸變成左弓步。（圖3－20）

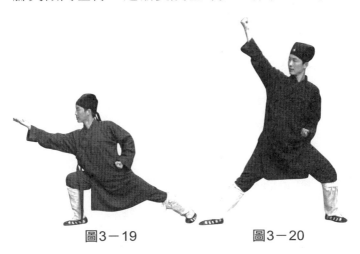

圖3－19　　　　　　　圖3－20

　　②接上動不停。身體繼續向左最大限度地側
壓，右腿繃直，左腿屈膝，左大腿與地面平行，
呈左弓步；同時，右拳、臂、身體右側與右腿繃
成一條線；左手握拳
放在左腰間不變。做
動作的同時，繼續吸
氣，隨吸氣延長，右
拳越握緊，頭部隨臂
腿動作變化，自然側
偏。（圖3－21）

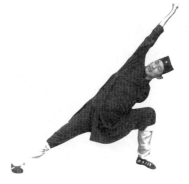

圖3－21

4. 直拳捶地

【動作圖解】

身左轉，呼氣放鬆，右拳虛握，屈臂下捶於左腳內側；左手握拳放在左腰間不變。上身自然前俯，目視右拳。（圖3－22）

5. 仆地撐拳

【動作圖解】

①接上動不停。右拳外旋同時用力握緊拳頭，隨之屈右前臂，右上臂夾肘，身體重心下移，上體右轉，兩腿由左弓步變為左仆步；目視右拳；同時，用鼻吸氣。（圖3－23）

②接上動不停。左腿用力將身體向右前方撐起，蹬直，右腿由直變屈，逐漸呈右弓步；上體動作不變，右拳握緊拳頭，右前臂屈，右上臂夾肘；左手握拳放在左腰間不變；身體前移；上身自然前俯，目視右拳；同時，用鼻繼續吸氣。（圖3－24）

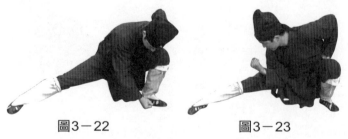

圖3－22   圖3－23

6. 弓步穿掌

【動作圖解】

接上動不停。保持右弓步型不變，上身微起，呼氣放鬆，右拳變掌，向正前方自然穿掌平伸，左手握拳放在左腰間，姿勢不變；目視右掌。（圖3－25）

以上動作「2.弓步穿掌到6.弓步穿掌」為右式，一般練習以重複3次為度。

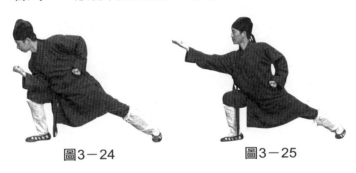

圖3－24　　　　　　　　圖3－25

7. 按掌平氣

【動作圖解】

①接上式動作。身體重心移至左腿，右腿向左腿內側收回半步，身體直立；同時，右臂向上、向頭頂上方抬起，掌心向上，同時配合吸氣；然後屈右前臂，翻掌下按，自頭頂上方下落至小腹前，掌心向下，同時配合呼氣。（圖3－

26、圖3－27）

②接上動不停。左拳變掌，翻掌心向下，與右掌同時從小腹前自然放到身體兩側；然後用鼻子吸氣，兩臂自體側慢慢上抬，兩掌心向上，再慢慢合於頭頂上方，兩掌心相對，至此氣吸滿。（圖3－28、圖3－29）

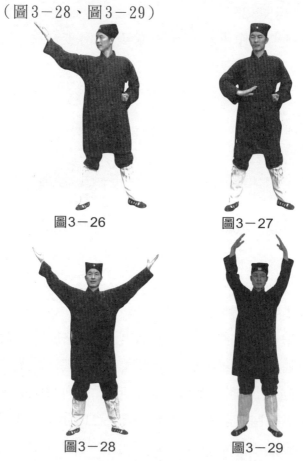

圖3－26　　　　　　　圖3－27

圖3－28　　　　　　　圖3－29

③接上動不停。收左腳至右腳內側，用鼻子呼氣；同時，兩掌翻掌下按，掌心向下；兩掌慢慢下落至腹前，呼氣結束。（圖3－30、圖3－31）

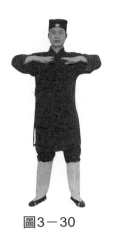

圖3－30

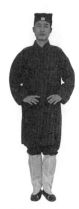

圖3－31

④接上動不停。自然站立，兩掌自然放於身體兩側。（圖3－32）

如此動作①～④可只做一次，也可以重複3次。

8.併步握拳

【動作圖解】

接上動不停。吸氣上提於胸

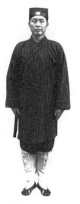

圖3－32

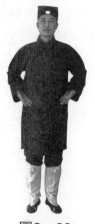

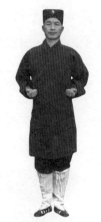

圖3－33　　　　　圖3－34

中，胸上挺，腹收緊，同時雙手掌外旋，兩前臂後屈，雙掌變握拳（快速），收於腰間。（圖3－33、圖3－34）

9. 弓步穿掌

【動作圖解】

接上動不停。身體左轉90°，呼氣放鬆，右腳向右後方撤退一大步，右腿繃直，左腿屈膝，左大腿與地面平行，呈左弓步；同時，左臂向前平伸穿掌，成「八字掌」；右手握拳在右腰間不變；目光平視左掌。（圖3－35）

10. 臂腿側伸

【動作圖解】

①接上動不停。左掌變拳，吸氣，同時用全

身之力握緊拳頭，右手握拳放在右腰間不變；然後，上體姿勢不變，兩腿重心由左向右後移，兩腳尖微向右轉，逐漸變成右弓步。（圖3-36）

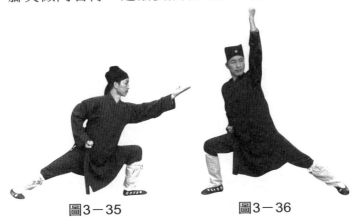

圖3-35　　　　　　　　圖3-36

　②接上動不停。身體繼續向右最大限度地側壓，左腿繃直，右腿屈膝，右大腿與地面平行，呈右弓步；同時，左拳、臂、身體左側與左腿繃成一條線；右手握拳放在右腰間不變，做動作的同時，繼續吸氣，隨吸氣延長，左拳越握緊，頭部隨臂腿動作變化，自然側偏。（圖3-37）

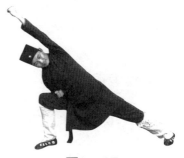

圖3-37

69

11. 直拳捶地

【動作圖解】

接上動不停。腰身右轉,呼氣放鬆,左拳虛握,屈臂下捶於右腳內側;右手握拳放在右腰間不變,上身自然前俯,目視左拳。(圖3-38)

12. 仆地擰拳

【動作圖解】

①接上動不停。左拳外旋同時用力握緊拳頭,隨之屈左前臂,左上臂夾肘,身體重心下移,上體左轉,兩腿由右弓步變為右仆步;目視左拳;同時,用鼻吸氣。(圖3-39)

②接上動不停。右腿用力將身體向左前方撐起,蹬直,左腿由直變屈,逐漸呈左弓步;上體動作不變,左拳握緊拳頭,左前臂屈,左上臂夾肘;右手握拳放在右腰間不變;身體前移;上身自然前俯,目視左拳;同時,用鼻繼續吸氣。(圖3-40)

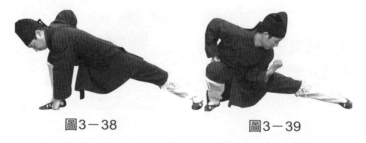

圖3-38 　　　　　　圖3-39

13. 弓步穿掌

【動作圖解】

接上動不停。保持左弓步型不變，上身微起，呼氣放鬆，左拳變掌，向正前方自然穿掌平伸，右手握拳放在右腰間，姿勢不變；目視左掌。（圖3－41）

以上動作「9. 弓步穿掌到13. 弓步穿掌」為左式，一般練習以重複3次為度。

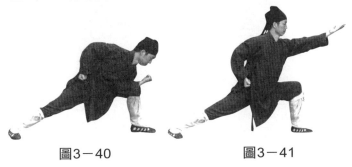

圖3－40　　　　　　　　　圖3－41

14. 按掌平氣

【動作圖解】

①接上式動作。身體重心移至右腿，左腿向右腿內側收回半步，身體直立；同時，左臂向上、向頭頂上方抬起，掌心向上，同時配合吸氣；然後屈左前臂，翻掌下按，自頭頂上方下落至小腹前，掌心向下，同時配合呼氣。（圖3－

42、圖3-43)

②接上動不停。右拳變掌,翻掌心向下,與左掌同時從小腹前自然放到身體兩側;然後用鼻子吸氣,兩臂自體側慢慢上抬,兩掌心向上,再慢慢合於頭頂上方,兩掌心相對,至此氣吸滿。(圖3-44、圖3-45)

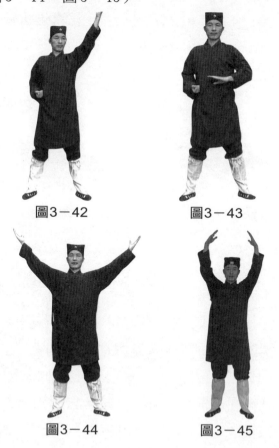

圖3-42　　　　　圖3-43

圖3-44　　　　　圖3-45

③接上動不停。收左腳至右腳內側，用鼻子呼氣；同時，兩掌翻掌下按，掌心向下。兩掌慢慢下落至腹前，呼氣結束。（圖3－46、圖3－47）

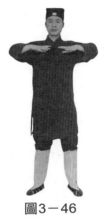

圖3－46

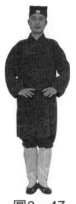

圖3－47

④接上動不停。自然站立，兩掌自然放於身體兩側。（圖3－48）

如此動作①～④可只做1次；也可以重複3次。

【吐納方法】

①併步握拳時，短促吸氣挺胸，雙拳握於腰間。

②弓步穿掌時，呼氣稍

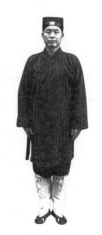

圖3－48

73

長，伸臂穿掌放鬆。

③臂腿側伸時，慢、長、細、勻吸氣，雙拳由輕到重用力握拳。隨著吸氣的加長，握拳力量越來越大。也隨著我們呼吸的加長調整，呼吸會減緩，每次呼吸的時間會延長，也就是肺活量加大了，這個時候，暗勁越來越大，功力穩步提高。

④直拳捶地時，短促呼氣。

⑤仆地擰拳時，慢、長、細、勻吸氣，雙拳由輕到重用力握拳。然後閉氣。

⑥「按掌平氣」是一組全身心調理動作。

動作和呼吸方法同「起勢」中「捧氣貫頂」。用鼻子吸氣時，雙臂自身側慢慢上抬，雙掌心向上，再慢慢合於頭頂上方，雙手掌心遙遙相對，至此氣吸滿；然後用鼻子呼氣，同時翻雙掌下按，掌心向下。雙手慢慢下落，垂至體側，呼氣結束。如此重複3次。

但在運用意念過程中，「按掌平氣」講究吸氣時可意想胸腔擴張，充滿氧氣；呼氣時可意想一股氣流從印堂（上丹田）沿體前任脈線下行，至膻中（中丹田），再下行至氣海穴（下丹田）。肺活量強的練習者，如果呼氣氣息較長，可隨呼

氣將意念繼續下行至湧泉穴。

「捧氣貫頂」「按掌平氣」「周天行氣」三種吐納導引方法有異同，在第六章「常見問題解答」中有專門的解答。

【練習提示】

①整組動作要求身體盡力拉伸，動作幅度大。

②弓步、仆步動作要規範。

③在做這一式的時候，握拳特別注意要讓小指握緊。

④根據身體素質而自主決定每組動作的習練次數，可多可少。

⑤通常情況，練習時每組動作都不低於3次。也可做9次或18次。作為養生健體要求，每組動作可做3次為度，也就是我們做左3次，右3次。作為功力訓練，可以做9次或18次，還可不斷加強。隨著時間的推移，功力的加深，雙手的暗力就不斷地提升。

【易犯錯誤】

①整組動作拉伸不夠，動作幅度小，起不到抻筋拔骨的應有效果。

②做弓步時，前弓腿過高；做仆步時，支撐

腿不能全腳掌落地。

③不習慣在呼氣時，動作放鬆；在吸氣時，雙拳用力，而且是穩步加力。

④整組動作是一組「快呼—慢吸—快呼—慢吸—閉氣—快呼」的呼吸法，呼吸的節律把握不好，感到呼吸不協調。

【糾正方法】

①多做弓步壓腿，仆步壓腿、壓肩等預備活動，動作幅度逐步加大。

②自然站立時，配合吸氣，雙拳同時加力握緊；或交替練習單拳加力握緊。然後放鬆，自然呼氣。

③練習開合動作時，要有意識地配合呼吸節奏。動作練習速度可自行調整，並隨著動作速度調整呼吸速度。

【養生功效】

①對腿部、腰部筋脈有拉伸作用；對腰腿痛、肩背痛等能起到一定調節或緩解作用。

②增長內勁，調節呼吸，促進內臟有氧代謝，對腰、腿部痠痛麻木及屈伸不利等有較好的輔助療效。

第二式　樵夫擔柴

【歌訣】

雙手握拳提腰間；　　撤步轉身臂夾連；

樵夫擔柴展雙臂；　　吸氣用力貴活肩。

1. 併步握拳

【動作圖解】

同「第一式　朝拜太和」中1. 併步握拳

（圖3－49～圖3－51）

2. 弓步捆臂

【動作圖解】

①接上動不停。身體右轉90°，閉氣；同時，左腳向左後方撤退一大步，左腿繃直，右腿

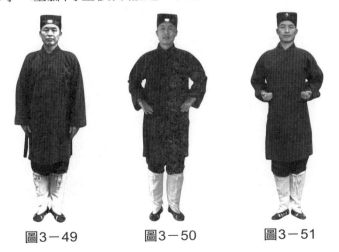

圖3－49　　　　圖3－50　　　　圖3－51

屈膝，右大腿與地面平行，呈右弓步；兩拳握緊，置於兩腰側；然後呼氣，自然放鬆兩臂、拳；隨後短促吸氣，將兩拳再度握緊，置於兩腰側；挺胸、直腰，目視前方。（圖3－52）

②接上動不停。繼續吸氣，兩拳隨動作變化逐步加力握緊；同時，兩拳從腰間沿帶脈，向肚臍推進，至兩拳相碰時，兩拳輪相接觸，並行上舉；兩拳上舉至面部時，兩前臂夾緊，兩前臂內側相接觸；此時，圓背夾胸，右弓步步型保持不變。（圖3－53）

③接上動不停。繼續吸氣，兩拳隨動作變化再度加力握緊；同時，兩拳輪相接觸，繼續並行上舉；當兩臂完全伸直時，微閉氣，兩臂上舉動作停止；此時，直腰挺胸，右弓步步型保持不變。（圖3－54）

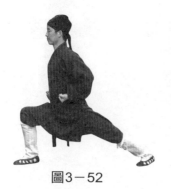

圖3－52

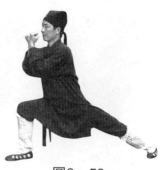

圖3－53

3. 平展雙臂

【動作圖解】

接上動不停。兩拳變掌，兩臂自然向身體兩側分開，至體側平舉；同時，用鼻孔緩緩呼氣；此時，直腰挺胸，右弓步步型保持不變。（圖3－55）

以上動作「2. 弓步捆臂到3. 平展雙臂」為右式，一般練習以重複3次為度。

如果身體素質較差，可以加做一組「按掌平氣」的動作。

按掌平氣

①接上動不停。身體重心移至左腿，右腿向左腿內側收回半步，身體直立；配合用鼻子吸氣，同時兩臂向上、向頭頂上方抬起，兩掌心向上，再慢慢合於頭頂上方，雙手掌心遙遙相對，

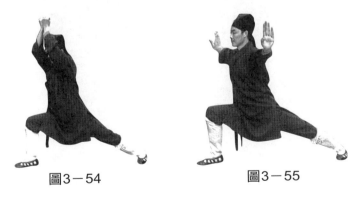

圖3－54　　　　　　　　圖3－55

79

至此氣吸滿；然後兩前臂彎曲，翻掌下按，自頭頂上方下落至小腹前，掌心向下，同時配合呼氣。（圖3-56、圖3-57）

②接上動不停。兩掌向外翻，使兩掌心向前，四指向下，拇指向外；然後吸氣，同時兩掌向體前托起，至與胸高時，轉腕，兩掌內翻，兩掌心向下，兩虎口相對；至此氣吸滿；下身姿勢不變，自然站立，目光平視。（圖3-58、圖3-59）

③接上動不停。收左腳至右腳內側，自然站立，用鼻子呼氣；同時，兩掌下按，慢慢下落至腹前，呼氣結束。（圖3-60）

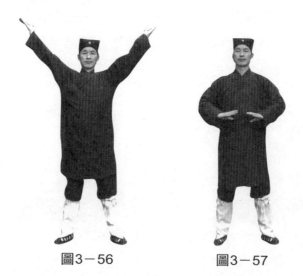

圖3-56　　　　　圖3-57

④接上動不停。自然站立，兩掌自然放於身
體兩側。（圖3－61）

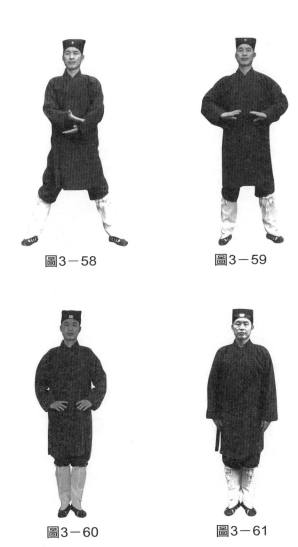

圖3－58

圖3－59

圖3－60

圖3－61

4. 併步握拳

【動作圖解】

接上動不停。吸氣上提於胸中，胸上挺，腹收緊，同時雙手掌外旋，兩前臂後屈，雙掌變握拳（快速），收於腰間。（圖3－62、圖3－63）

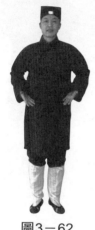　　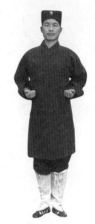

圖3－62　　　　　　圖3－63

5. 弓步捆臂

【動作圖解】

①接上動不停。身體左轉90°，閉氣，同時右腳向右後方撤退一大步，右腿繃直，左腿屈膝，左大腿與地面平行，呈左弓步；兩拳握緊，置於兩腰側；然後呼氣，自然放鬆兩臂、拳；隨後短促吸氣，將兩拳再度握緊，置於兩腰側；挺胸、直腰，目視前方。（圖3－64）

②接上動不停。繼續吸氣，兩拳隨動作變化
逐步加力握緊；同時，兩拳從腰間沿帶脈，向肚
臍推進，至兩拳相碰時，兩拳輪相接觸，並行上
舉；兩拳上舉至面部時，兩前臂夾緊，兩前臂內
側相接觸；此時，圓背夾胸，左弓步步型保持不
變。（圖3－65）

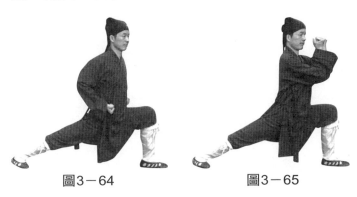

圖3－64　　　　　　　　　圖3－65

③接上動不停。繼續吸氣，兩拳隨動作變化
再度加力握緊；同時，兩
拳輪相接觸，繼續並行上
舉；當兩臂完全伸直時，
微閉氣，兩臂上舉動作停
止；此時，直腰挺胸，左
弓步步型保持不變。（圖
3－66）

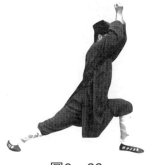

圖3－66

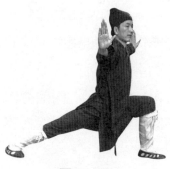

圖3－67

6. 平展雙臂

【動作圖解】

接上動不停。兩拳變掌，兩臂自然向身體兩側分開，至側平舉；同時，用鼻孔緩緩呼氣；此時，直腰挺胸，右弓步步型保持不變。（圖3－67）

以上動作「5. 弓步捆臂到6. 平展雙臂」為右式，一般練習以重複3次為度。

7. 按掌平氣

【動作圖解】

①接上動不停。身體重心移至右腿，左腿向右腿內側收回半步，身體直立；配合用鼻子吸氣，同時兩臂向上、向頭頂上方抬起，兩掌心向上，再慢慢合於頭頂上方，雙手掌心遙遙相對，至此氣吸滿；然後兩前臂彎曲，翻掌下按，自頭頂上方下落至小腹前，掌心向下，同時配合呼氣。（圖3－68、圖3－69）

②接上動不停。兩掌向外翻，使兩掌心向前，四指向下，拇指向外；然後吸氣，同時兩掌

向體前托起，至與胸高時，轉腕，兩掌內翻，兩
掌心向下，兩虎口相對；至此氣吸滿；下身姿勢
不變，自然站立，目光平視。（圖3－70、圖3－
71）

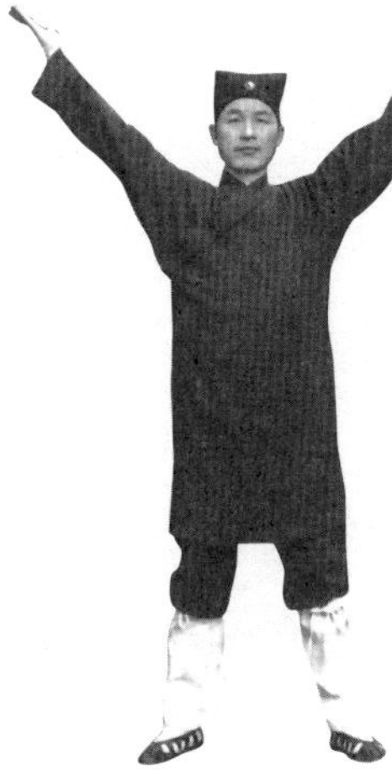

圖3－68

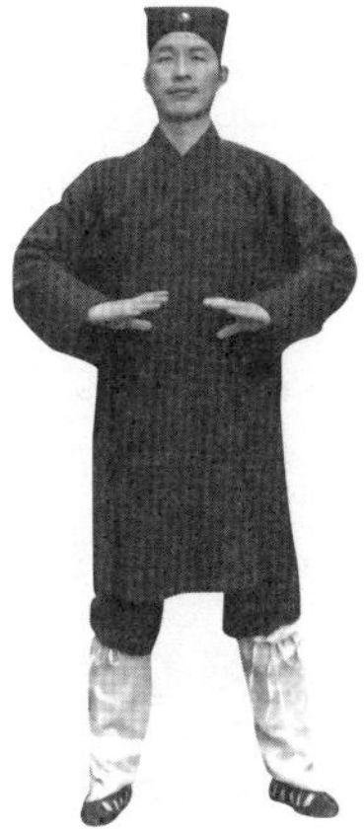

圖3－69

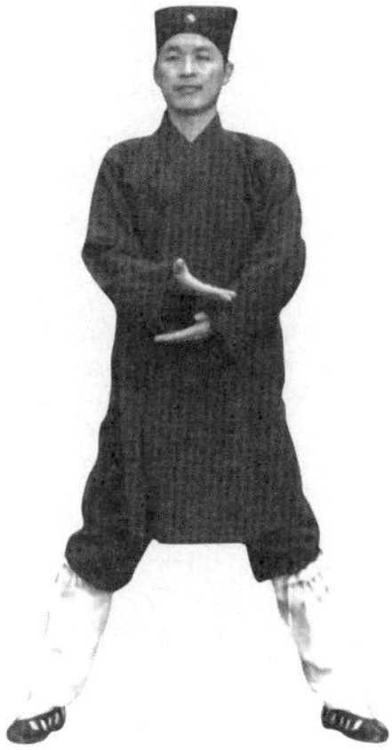

圖3－70

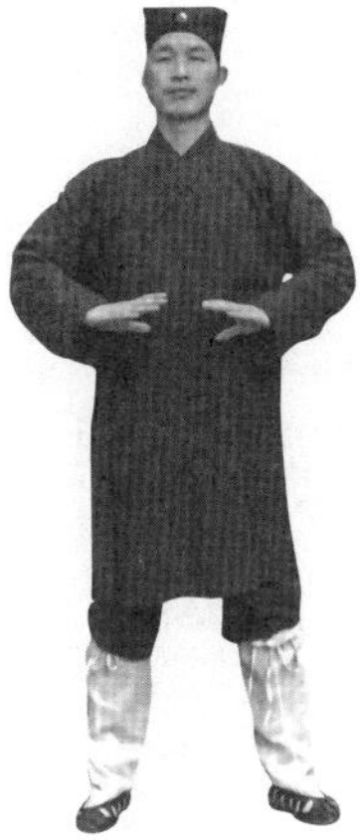

圖3－71

③接上動不停。收左腳至右腳內側,自然站立,用鼻子呼氣;同時,兩掌下按,慢慢下落至腹前,呼氣結束。(圖3-72)

④接上動不停。自然站立,兩掌自然放於身體兩側。(圖3-73)

如此可以將上述①到④重複3次。

【吐納方法】

①併步握拳時,短促吸氣挺胸,雙拳握於腰間。

②弓步捆臂時,兩前臂內側併攏夾緊,兩拳輪緊貼,雙拳用力時,吸氣。在運功的過程中,肩背夾緊,用力上引前臂,用鼻吸氣,而且要求細、長、慢、勻,待氣吸滿後,雙臂伸直向上。

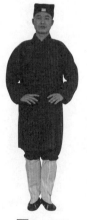
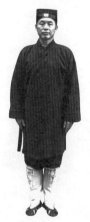

圖3-72　　　　　圖3-73

③平展雙臂時，隨兩臂向兩側平分，同時鼻孔徐徐呼氣。

④「按掌平氣」是一組全身心調理動作。同第一式「朝拜太和」中的吐納方法。

【練習提示】

①要求兩前臂內側併攏夾緊，兩手握拳，拳輪緊貼，然後肩背夾緊，用全力上引前臂，盡力拉伸，動作幅度宜大。

②整組動作要隨呼吸的節奏快慢來調整動作的速度。一般來說，動作用力時吸氣緩、長、綿；呼氣相對快而短。

③根據身體素質而自主決定每組動作的習練次數，可多可少。

④通常情況，練習時每組動作都不低於3次。也可做9次或18次。作為養生健體要求，每組動作可做3次為度，也就是我們做左3次，右3次。作為功力訓練，可以做9次，18次，還可不斷加強。隨著時間的推移，功力的加深，手的暗力就不斷的提升。

【易犯錯誤】

①在吸氣運功時，兩前臂內側不能做到併攏夾緊，肩部關節得不到應有的拉伸鍛鍊。

②肺活量不夠，呼吸吐納方法掌握不好。特別是雙臂向上拉伸同時伴有吸氣時，常常由於方法不當，動作不到位，顯得軟弱無力。

【糾正方法】

①多做壓肩、轉肩預備運動，使肩關節鬆活有力。

②直立時，多做單式捆臂吸氣訓練。要求動作準確、規範。條件允許的，可以不斷請教練進行糾正。

【養生功效】

①做到含胸拔背，肩背撐圓，增強肺活量，提升心肺功能。

②對肩周炎患者，有非常好的輔助功效。

第三式　童子穿襪

【歌訣】

雙手握拳提腰間；開步呼氣雙掌按；

童子穿襪舒雙臂；一動三吸走連環。

1. 併步握拳

【動作圖解】

同第一式朝拜太和中的1. 併步握拳動作分解。（圖3－74～圖3－76）

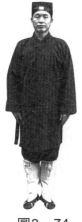
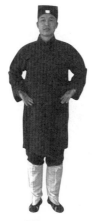
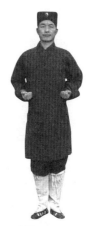

圖3-74　　　　圖3-75　　　　圖3-76

2. 按掌調息

【動作圖解】

①接上動不停。兩拳變掌，同時自腰間向小腹部位（下丹田）翻掌下按，掌心向下（圖3-77）；然後兩腳分開，兩臂向身體兩側平舉，掌心向上。（圖3-78）

②接上動不停。雙手繼續向上舉至頭頂上

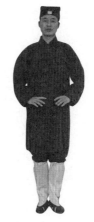

圖3-77

部；然後，徐徐翻掌下按。（圖3-79）

如此可以根據自身狀況，重複呼吸3次。

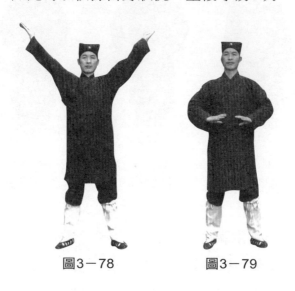

圖3-78　　　　　　　圖3-79

3. 童子穿襪（右式）

【 動作圖解 】

①接上動不停。身體右轉，然後兩臂向身體兩側平舉，舉至頭頂上部時，兩掌心相對；身體重心前移至右腿，右腿直立，隨之左腳跟踮起，前腳掌支撐於地面。（圖3-80）

②接上動不停。兩掌在頭頂上方隨兩前臂向內屈變化為兩掌背相貼，掌心向外；然後兩掌下插至腰腹部時，左腳後撤半步，呈右弓步步型；

身體繼續前傾，兩掌下插至右腳尖前。（圖3－81）

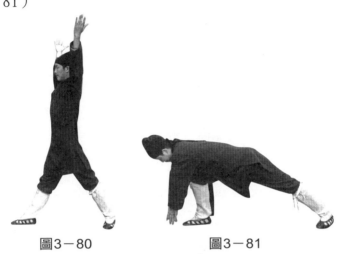

圖3－80　　　　　　圖3－81

③接上動不停。上體姿勢保持不變，兩掌同時外旋、擰抓變為握拳；身體上身微抬，同時兩拳緊握隨前臂屈回而上提，如提襪狀。（圖3－82）

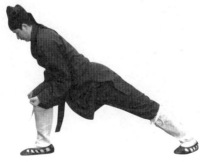

圖3－82

④接上動不停。身體重心後坐於左腿上，同時兩拳隨前臂屈而向腰中回拉，變拳心向上，如提拉褲子狀，上體保持直立。（圖3－83）

⑤接上動不停。兩拳緊握向身體兩側平舉，同時後（左）腿逐漸蹬直，身體重心向前移；兩臂伸直時，兩拳在頭頂兩側拳背相對；同時，身體隨吸氣上浮。（圖3－84）

⑥接上動不停。身體重心前移到右腿，左腿逐漸蹬直，兩拳變掌，掌背相對，兩掌向外；同時，身體繼續隨吸氣上浮，左腳跟離地踮起，前腳掌支撐於地面。（圖3－85）

⑦接上動不停。保持身體整體姿勢不變，兩掌同時在頭頂內旋，掌心相對，兩臂伸直。（圖3－86）

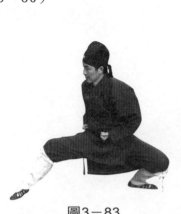

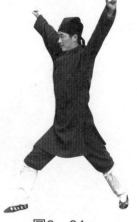

圖3－83　　　　　　圖3－84

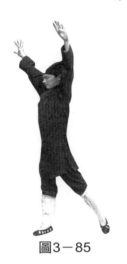

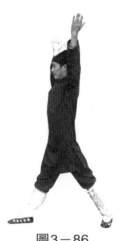

圖3－85　　　　　　　圖3－86

以上動作分解「①－⑦」為右式，一般練習以重複3次為度。

4. 按掌平氣

【動作圖解】

①接上動不停。身體左轉，上體姿勢不變，重心移至兩腿之間，左腿向右腿內側收回半步，兩腿開立。(圖3－87)

②接上動不停。兩掌外旋，掌心向上，再慢慢合於頭頂上方，雙手掌心

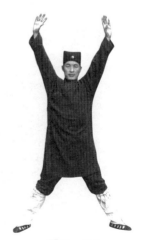

圖3－87

93

遙遙相對；然後兩前臂彎曲，翻掌下按，自頭頂上方下落至小腹前，掌心向下，同時配合呼氣。（圖3-88、圖3-89）

②接上動不停。兩掌向外翻，使兩掌心向前，四指向下，拇指向外；然後吸氣，同時兩掌向體前托起，至與胸高時，轉腕，兩掌內翻，兩掌心向下，兩虎口相對；至此氣吸滿；下身姿勢不變，自然站立，目光平視。（圖3-90、圖3-91）

③接上動不停。左腳收至右腳內側，自然站立，用鼻子呼氣；同時，兩掌下按，慢慢下落至腹前，呼氣結束。（圖3-92）

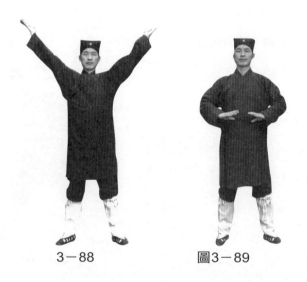

3-88　　　　　　圖3-89

④接上動不停。自然站立，兩掌自然放於身
體兩側。（圖3－93）

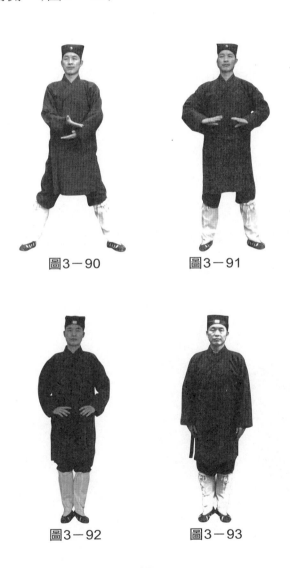

圖3－90　　　　　圖3－91

圖3－92　　　　　圖3－93

5. 童子穿襪（左式）

【動作圖解】

①接上式動作。兩手掌外旋，兩前臂後屈，使兩掌置於兩腰側（圖3－94）；身體左轉，然後兩臂向身體兩側平舉，舉至頭頂上部時，兩掌心相對；身體重心前移至左腿，左腿直立，隨之右腳跟踮起，前腳掌支撐於地面。（圖3－95）

②接上動不停。兩掌在頭頂上方隨兩前臂向內屈變化為兩掌背相貼，掌心向外；然後，兩掌下插至腰腹部，右腿後撤半步，呈左弓步步型；身體繼續前傾，兩掌下插至左腳尖前。（圖3－96）

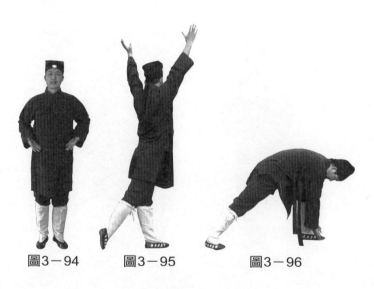

圖3－94　　　圖3－95　　　圖3－96

③接上動不停。上體姿勢保持不變，兩掌同時外旋、擰抓握拳；身體上身微抬，同時兩拳緊握隨前臂屈肘上提，如提襪狀。（圖3－97）

④接上動不停。身體重心後坐於右腿上，同時兩拳隨前臂屈肘向腰中回拉，變拳心向上，如提拉褲子狀，上體保持直立。（圖3－98）

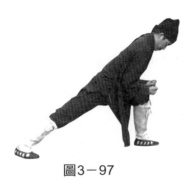

圖3－97

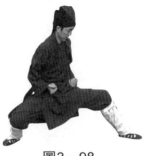

圖3－98

⑤接上動不停。兩拳緊握同時向身體兩側平舉，同時後（右）腿逐漸蹬直，身體重心向前移。兩臂伸直時，兩拳在頭頂兩側拳背相對；同時，身體隨吸氣上浮。（圖3－99）

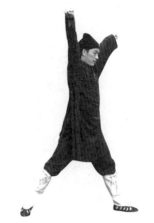

圖3－99

⑥接上動不停。身體重心前移到左腿，右腿逐漸蹬直，兩拳變掌，掌背相對，兩掌向外，同時身體繼續隨吸氣上浮，右腳跟離地踮起，前腳掌支撐於地面；然後兩掌同時在頭頂內旋，掌心相對，兩臂伸直。（圖3－100）

以上動作一般練習以重複3次為度。

6. 按掌平氣

【動作圖解】

①接上動不停。身體右轉，上體姿勢不變，重心移至兩腿之間，右腳向左腳內側收回半步，兩腿開立。（圖3－101）

②接上動不停。兩掌外旋，掌心向上，再慢

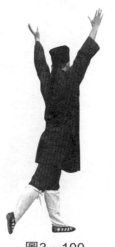
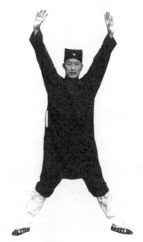

圖3－100　　　　　圖3－101

慢合於頭頂上方，雙手掌心遙遙相對；然後兩前臂彎曲，翻掌下按，自頭頂上方下落至小腹前，掌心向下，同時配合呼氣。（圖3－102、圖3－103）

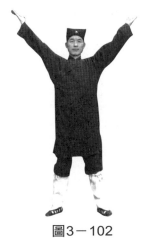

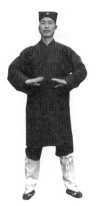

圖3－102　　　　　圖3－103

②接上動不停。兩掌向外翻，使兩掌心向前，四指向下，拇指向外；然後吸氣，同時兩掌向體前托起，至與胸高時，轉腕，兩掌內翻，兩掌心向下，兩虎口相對；至此氣吸滿；下身姿勢不變，自然站立，目光平視。（圖3－104、

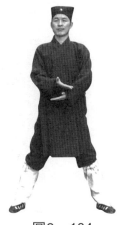

圖3－104

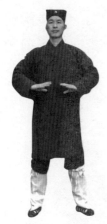

圖3－105

圖3－105）

　　③接上動不停。收左腳至右腳內側，自然站立，用鼻子呼氣；同時兩掌下按，慢慢下落至腹前，呼氣結束。（圖3－106）

　　④接上動不停。自然站立，兩掌自然放於身體兩側。（圖3－107）

　　上述動作可以根據自身狀況，重複調節呼吸3次。

【吐納方法】

　　①「童子穿襪」顧名思義相當於我們生活中

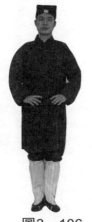

圖3－106

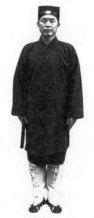

圖3－107

穿襪子的樣子，把襪子套起來捏緊，往上提，就像穿襪子一樣再提，再像提連衣褲一樣再提。整組動作就是這樣象形取義來的，它的特色在於這一組長吸氣分3次短吸氣完成，另外一個長呼氣，完成整此組動作。

這是一組「間歇式一吸長呼」即「三短吸一呼氣」的呼吸吐納方法。通常情況下，吸氣時雙拳逐步加力握緊。第一次短促吸氣時，雙拳加力握緊；動作不間斷，第二次短促吸氣時，雙拳再加力握緊；動作不間斷，第三次短促吸氣時，雙拳用全力握緊；然後兩掌下插時，一個長呼，呼氣速度相對加快。

三個短促吸氣時，每一次練習者逐步加大力氣，勁要貫在手上，這是動作要領的關鍵。然後放鬆。第一次短促吸氣後不許呼氣，可以閉氣；第二次短促吸氣時，拉起來逐步加緊；第三次短促吸氣時，兩拳以最大的力量握緊，然後放鬆呼氣。

②「按掌平氣」是一組全身心調理動作。同第一式「朝拜太和」中的吐納方法的要領及方法。

【練習提示】

①「童子穿襪」右式與左式動作、呼吸方法相同，僅僅身體轉向和身體重心的變化。

習練次數可多可少，隨身體素質而自主決定。一般個人訓練，以一個呼吸為1次，3次為度。

②分次吸氣時，一定要雙拳逐步加力握緊，實胸收腹。

③完成動作時要注意身體重心的變化。

【易犯錯誤】

①呼吸方法不當。初期練習時，做不到邊完成動作邊配合「三吸一呼」。一般做到「二吸」時，氣已經吸滿，並且吸氣時加力不協調。

②做「童子穿襪」吸氣配套動作時，一般練習者肺活量不夠，個別人可能會出現短氣現象。動作做不到位。吸氣到位，加力握拳到位，造成吸氣不夠充足。

【糾正方法】

①單式操練「三吸一呼」吐納法。

訓練時，先不加任何力，自然呼吸的方式，先吸一口氣，微閉（一秒鐘即可）；再吸一口氣，微閉；第三次吸一口氣，微閉，隨即一次自

然呼氣。

　　訓練適應之後，逐步吸氣時加力，分3次吸氣。吸氣時，儘量做到短促有力。

　　掌握上述呼吸方法後，配合整組動作練習。

　　②如果我們的肺活量不夠，可以把這個動作加快一點做，呼吸時間放短一點，但是力量還是要加上去的，必須要有力量，拳要握緊。隨著功力的提升，或者說肺活量的加大，要配合呼吸逐步放慢速度，用盡力氣把它拉起來，然後一個長呼氣呼完。

　　③整組動作舒展。

　　【養生功效】

　　①培根固本，伸筋理氣，具有強腿益筋之功用。

　　②用力三吸，引導內氣運行，可提高心、肺功能，增大肺活量。

　　③吸氣收腹，對消化器官進行體內按摩，增強脾胃的運化功能。促進胃腸蠕動，利於消化吸收。

　　④對內家拳中的基本步型——半馬步是一個極好的訓練，提高我們內家拳的動作水準。

第四式　仙鶴欲飛

【歌訣】

雙手握拳提腰間；轉體吸氣把臂展；

仙鶴欲飛先疊身；原地膝旋雙足碾。

1. 併步抱拳

【動作圖解】

同第一式朝拜太和中的併步握拳動作。（圖
3－108、圖3－109）

2. 按掌調息

【動作圖解】

①接上動不停。兩拳變掌，自腰間向小腹
部位（下丹田）翻掌下按，掌心向下（圖3－

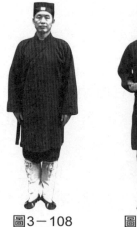
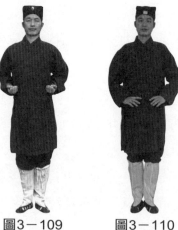

圖3－108　　　圖3－109　　　圖3－110

110）；然後，兩臂向身體
兩側平舉，掌心向上。（圖
3－111）

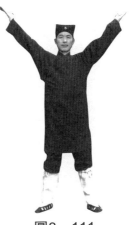

②接上動不停。繼續向
上舉至頭頂上方；然後，徐
徐翻掌下按。（圖3－112）

如此重複可以調息呼吸
3次。

3. 仙鶴亮翅（右式）

圖3－111

【動作圖解】

①接上動不停。兩臂自體側慢慢上抬，側上
舉，掌心向上。（圖3－113）

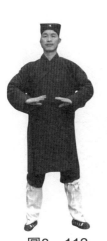

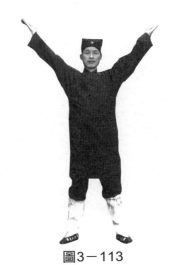

圖3－112　　　　圖3－113

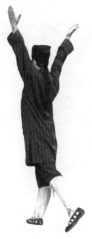

②接上動不停。上體姿勢不變，身體慢慢向右後轉，兩手掌心遙遙相對，至此氣吸滿。（圖3－114）

4. 仙鶴歸巢

【動作圖解】

接上動不停。兩掌變拳，自上而下，同時落至腳前；上體同時向下彎曲，身體隨之下坐，呈歇步步型。（圖3－115、圖3－115附圖）

圖3－114

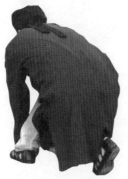

圖3－115

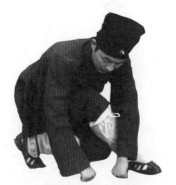

圖3－115附圖

5. 仙鶴覓食

【動作圖解】

接上動不停。繼續握緊拳，屈前臂，兩拳提到胸前；不起身，重心不要起伏變化；兩腿以兩前腳掌為軸，先向左旋轉，原地蹲轉一圈。（圖3－116）

6. 一氣沖天

【動作圖解】

接上動不停。繼續握緊雙拳，勁兒不丟；然後起身，上體繼續向左後旋轉，目視後方；同時，兩拳向身體前後方向伸拉開，兩腿略成左弓步，右拳與左腿同一方向，左右拳在一條直線上。（圖3－117）

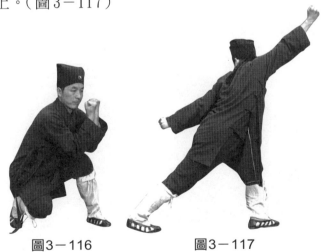

圖3－116　　　　　圖3－117

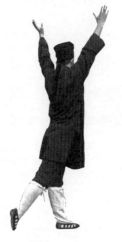

圖3－118

7. 仙鶴亮翅（左式）

【動作圖解】

接上動不停。兩拳變掌，兩臂側上舉，向自體側慢慢向頭頂上方抬起，兩手掌心相對；同時，重心前移到左腿，左腿直立，右腿伸直的同時右腳跟蹺起，右前腳掌點地。（圖3－118）

8. 仙鶴歸巢

【動作圖解】

接上動不停。兩掌變拳，自上而下，同時落至左腳前；上體同時向下彎曲，身體隨之下坐，呈歇步步型。（圖3－119、圖3－119附圖）

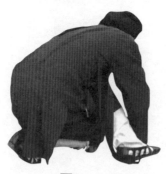

圖3－119

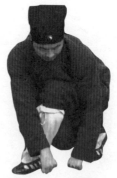

圖3－119附圖

9. 仙鶴覓食

【動作圖解】

接上動不停。繼續握緊拳，屈前臂，兩拳提到胸前；不起身，重心不要起伏變化；兩腳以兩前腳掌為軸，先向右旋轉，原地蹲轉一圈。（圖3－120）

10. 一氣沖天

【動作圖解】

接上動不停。繼續握緊雙拳，勁兒不丟；然後起身，上體繼續向右後旋轉，目視後方；同時，兩拳向身體前後方向伸拉開，兩腿略成右弓步，左拳與右腿同一方向，左右拳在一條直線上。（圖3－121）

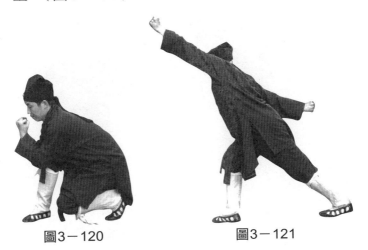

圖3－120　　　　　　圖3－121

以上動作3到10左右式為一組。通常情況，做3組。根據自身情況，多做不限。

11. 按掌平氣

【動作圖解】

①接上動不停。身體重心移至左腿，右腿向左腿內側收回半步，身體直立；配合用鼻子吸氣，同時兩臂繼續向上、向頭頂上方抬起，兩掌心向上，再慢慢合於頭頂上方，雙手掌心遙遙相對，至此氣吸滿；然後兩前臂彎曲，翻掌下按，自頭頂上方下落至小腹前，掌心向下，同時配合呼氣。（圖3－122、圖3－123）

②接上動不停。兩掌向外翻，使兩掌心向

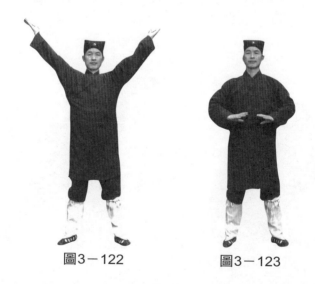

圖3－122　　　　　　圖3－123

前，四指向下，拇指向外；
然後吸氣，同時兩掌向體前
托起，至與胸高時，轉腕，
兩掌內翻，兩掌心向下，
兩虎口相對；至此氣吸滿；
下身姿勢不變，自然站立，
目光平視。（圖3－124、圖
3－125）

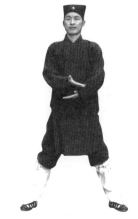

圖3－124

　　③接上動不停。收左腳
至右腳內側，自然站立，用
鼻子呼氣；同時，兩掌下按，慢慢下落至腹前，
呼氣結束。（圖3－126）

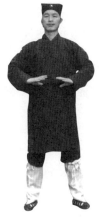

圖3－125

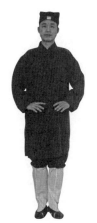

圖3－126

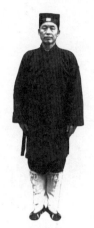

圖3－127

④接上動不停。自然站立，兩掌自然放於身體兩側。（圖3－127）

這一組動作可重複做3次。

【吐納方法】

①「仙鶴欲飛」要隨動作的快慢節奏來調整呼吸的速度，一開一合，一起一落，一呼一吸，自然配合。一般情況，起立吸氣，下蹲呼氣；蹲身圓轉身體時吸氣，兩臂伸展時呼氣。

②只有在做「仙鶴亮翅」動作開始吸氣的時候才是放鬆狀態，其他時候呼氣與吸氣都是用力的狀態，而且是逐步加力，最後加到最大。接著呼氣雙拳握緊，繼續加力握緊旋轉360°，勁力不丟，用力向前後伸開拉緊，然後放鬆吸氣，旋轉回收。

③「按掌平氣」是一組全身心調理動作。同第一式「朝拜太和」中的吐納方法。

【練習提示】

①「仙鶴欲飛」呼吸的關鍵就在於從「仙

鶴亮翅」動作開始時，兩臂揚起像仙鶴一樣飛起來，要放鬆；其他動作時，呼氣用力；接著吸氣也用力，最後呼氣時，兩拳握緊，兩臂伸展用最大力，然後返回到「仙鶴亮翅」的開始動作，全身放鬆。

②如果呼吸方法不對，將對我們的練習以及功力的提升大打折扣。

③「仙鶴欲飛」動作分解練習時，注意動作、用力方法與呼吸「三者」之間的協調配合。

【易犯錯誤】

①動作、用力方法與呼吸「三者」之間脫節，不能同時兼顧，達不到訓練的要求。

②歇步下蹲身體時，蹲不下去。特別是腿部有關節炎等其他疾患或腿筋僵硬的練習者，下蹲吃力，兩腿交叉呈「歇步」步型時，坐不穩，甚至會摔倒。

③蹲身圓轉時，身體起伏，動作配合不協調。

【糾正方法】

①分步練習，把握規律，即：第一步，先將整組動作練習熟悉，暫時不用顧及用力與呼吸；

第二步，除做「仙鶴亮翅」動作開始全身放

鬆時，接著的系列動作，兩拳均要用力握緊，暫時不用顧及呼吸；

第三步，配合呼吸，按「仙鶴欲飛」這組動作吐納方法要求體會與練習。

②單式「歇步」訓練。身體直立，兩腳自然分開，與肩同寬或稍寬；兩手叉腰，身體左轉或右轉90°，慢慢做下蹲練習。下蹲時，配合呼氣；起身時，兩腿用力支撐身體，自然站立起來，同時吸氣。也可借助外在器械輔助練習。

如此重複練習，直至蹲起自如。

③綜合配套練習。在以上單式訓練的基礎上，就可以綜合配套練習，克服呼吸、用力方法與動作不協調的問題。

【養生功效】

①本單式功法曾列屬武當內家拳三十六功之一。具有開胸理肺，伸筋拔骨，內勁充盈之功效。

②增強下肢平衡支撐力量，保持腿部氣血暢通。對膝、踝關節酸痛無力，膝關節髕下脂肪墊勞損及膝關節內外側副韌帶損傷等陳舊性損傷和關節炎等慢性病疾有輔助療效。

③因髖、膝關節活動不利，下肢屈伸困難而

引起的下肢肌肉萎縮及坐骨神經痛等有明顯調節作用。

第五式　二龍纏柱

【歌訣】

雙手握拳提腰間；退撤一步另臂展；

二龍纏柱仆地行；雙手抱足吻腳尖。

1. 併步握拳

【動作圖解】

同第一式朝拜太和中的併步握拳動作。（圖3－128～圖3－130）

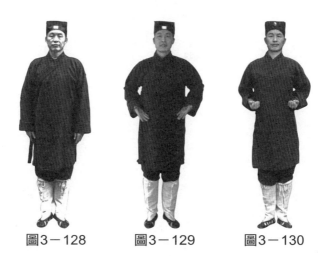

圖3－128　　　圖3－129　　　圖3－130

115

2. 弓步插掌

【動作圖解】

①接上動不停。身體右轉90°，呼氣放鬆，左腳向左後方撤退一大步，左腿繃直，右腿屈膝，右大腿與地面平行，呈右弓步；同時，右臂向前平伸穿掌，成「八字掌」；左手握拳在左腰間不變；目光平視左掌。（圖3－131）

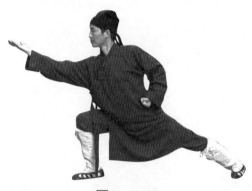

圖3－131

3. 臂腿側伸

【動作圖解】

①接上動不停。右掌變拳，吸氣，同時用全身之力握緊拳頭，左手握拳放在左腰間不變；然後，上體姿勢不變，兩腿重心由右向左後移，兩腳尖微向左轉，逐漸變成左弓步。（圖3－132）

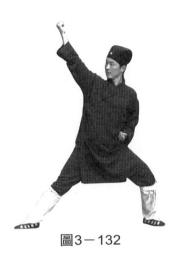

圖3－132

②接上動不停。身體繼續向左最大限度側壓，右腿繃直，左腿屈膝，左大腿與地面平行，呈左弓步；同時，右拳、臂、身體左側與右腿繃成一條線，然後右拳變掌；左手握拳放在左腰間不變；做動作的同時，繼續吸氣，隨吸氣延長，右拳越握緊。頭部隨臂腿動作變化，自然側偏。（圖3－133）

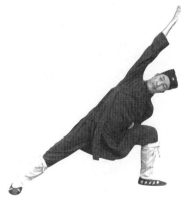

圖3－133

4. 單掌按地

【動作圖解】

接上動不停。腰身左轉，呼氣放鬆，右拳變掌屈臂自頭頂下按於左腳內側；左手握拳放在左腰間不變，上身自然前俯，目視右掌。（圖3－134）

5. 仆步穿掌

【動作圖解】

接上動不停。左掌仆地自左向右沿右大腿內側穿行，腰隨之右轉；同時，身體重心向右腿前移，右腿弓起，左腿伸直，呈右弓步狀；隨著動作前移，配合呼氣放鬆，右掌自右腳跟部向右腳外踝穿落於右腳尖外側。（圖3－135）

6. 二龍抱柱

【動作圖解】

①接上動不停。右手臂姿勢不變，左拳變

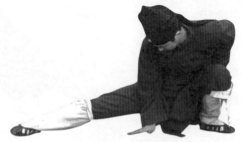

圖3－134

掌，配合吸氣，同時自腰間向上掄臂伸直。（圖
3－136）

②接上動不停。吸滿氣之後，左掌翻按於右
腳內側，身體前壓，用嘴巴去吻腳尖同時呼氣，
呼氣完剛好吻到腳尖。（圖3－137）

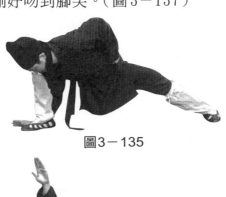

圖3－135

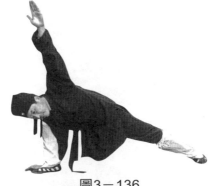

圖3－136

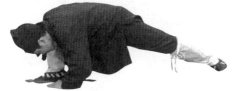

圖3－137

119

7. 仆步穿掌

【動作圖解】

①接上動不停。右手臂姿勢不變；左掌自右腳側向外、向上直臂抬伸，配合吸氣。（圖3－138）

②接上動不停。左掌自頭頂下按於右腳內側；同時，右手握拳放在右腰間不變；上身自然前俯，目視左掌。（圖3－139）

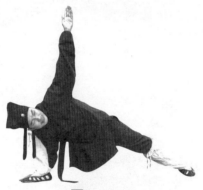

圖3－138

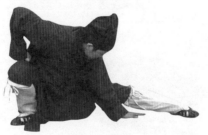

圖3－139

③接上動不停。右掌仆地自右向左沿左大腿內側穿行，腰隨之左轉；同時，身體重心向左腿前移，左腿弓起，右腿伸直，呈左弓步狀；隨著動作前移，配合呼氣放鬆，左掌自左腳跟部向左腳外踝穿落於左腳尖外側。（圖3－140）

8. 二龍抱柱

【動作圖解】

①接上動不停。右手臂姿勢不變；左拳變掌，配合吸氣，同時自腰間向上掄臂伸直。（圖3－141）

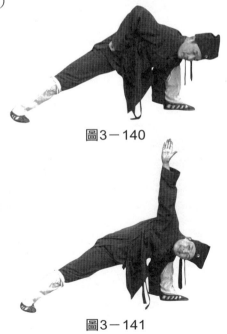

圖3－140

圖3－141

②接上動不停。吸滿氣之後，左掌翻按於右腳內側，身體前壓，用嘴巴去吻腳尖同時呼氣，呼氣完剛好吻到腳尖。(圖3-142)

9. 按掌平氣

【動作圖解】

同第二式樵夫擔柴中的按掌平氣動作。(圖3-143～圖3-148)

上述動作可以重複做3次。

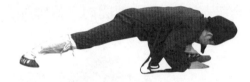

圖3-142

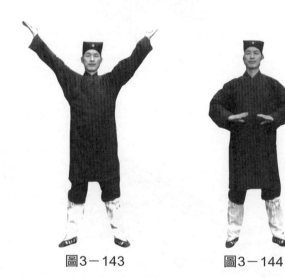

圖3-143　　　　圖3-144

【吐納方法】

①併步握拳時，短促吸氣挺胸，雙拳握於腰間。

②弓步穿掌時，呼氣稍長，伸臂穿掌放鬆。

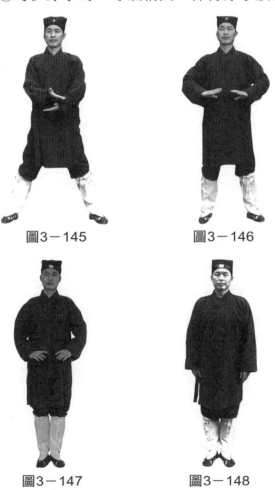

圖3－145　　　　　　圖3－146

圖3－147　　　　　　圖3－148

③臂腿側伸時，慢、長、細、勻吸氣，雙拳由輕到重用力握拳。隨著吸氣的加長，握拳力量越來越大。也隨著我們呼吸的加長調整，呼吸會減緩，每次呼吸的時間會延長，也就是肺活量加大了，這個時候，暗勁越來越大，功力穩步提高。

④「單掌按地」與「仆步穿掌」時，慢、長、細、勻呼氣。

⑤做「二龍抱柱」時，先吸氣，再呼氣。

⑥「按掌平氣」是一組全身心調理動作。同第一式「朝拜太和」中的吐納方法。

【練習提示】

①柔韌性不是很好的習練者，這組動作可能有一定的難度。特別是一些健身愛好者，有的可能蹲下去都困難，更談不上用仆步穿掌，雙手相抱用口吻腳尖。注意講究方式方法進行訓練。

②注意肩部要放鬆。上臂要掄起來走立圓，而不能平移；做到雙手合抱之後，要學會向下壓，逐步拉伸、折疊自己的身體，直到能夠吻到腳尖。

③通常情況，左右式練習3次。多則不限，因人而異。

④對內家拳中的基本步型——仆步是一個極好的訓練，提高內家拳的演練動作水準。

【易犯錯誤】

①仆步動作不到位。屈膝全蹲的腿，全腳不能著地，易抬腳跟；挺膝伸直的腿，伸不直，易彎曲，達不到拉筋的效果。

②仆步變換時，支撐腿無力。

③雙手抱足時，嘴巴吻不到腳尖。

④動作與呼吸配合不默契，出現努氣或氣短現象。

【糾正方法】

①平時做準備活動時，加強仆步的標準動作訓練，直至熟練操作。可以分步驟進行訓練。首先練習下蹲步。剛開始練蹲步時，要雙腿併攏，慢慢下蹲，然後逐步把重心移到一條腿上，另一腿向側面伸直。剛開始可能伸不直，我們可以把腳尖翹起來，慢慢下壓。一段時間後，我們就可以做到下壓；再練習左、右腿力量的轉換。學會了這樣轉換，練習者的小腿力量就會增加。當練習者可以用後腿之力推動前腿之時，就可以完成配合動作的訓練任務了。

②加強仆步變換弓步的訓練。逐步養成後

支撐腿加力推動身體重心前移的習慣。由於個人體質、身體素質不同，練習的變換速度要注意控制。要以自己能夠承受為度。

③每當身體拉伸時，要做到意到、氣到、力到。意、氣，力三結合，自然能夠提升功效。

【養生功效】

①活骨擰轉，深度拉扯背筋，對腰椎病患者有輔助療效。

②對青少年脊椎變形能夠起到較好的校正作用。

③補腎強腰，平衡陰陽，增強內臟功能。

第六式　老媽紡線

【歌訣】

雙手握拳提腰間；馬步蹲身臀宜斂；

老媽紡線臂用力；握拳呼吸力不減。

1. 併步握拳

【動作圖解】

同第一式朝拜太和中的併步握拳動作。（圖3−149～圖3−151）

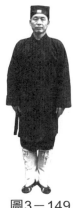
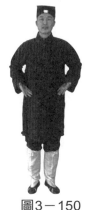
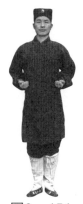

圖3－149　　　　圖3－150　　　　圖3－151

2. 馬步蹲身

【動作圖解】

接上動不停。身體上部姿勢不變，雙手握拳提抱於腰間，拳心向上，拳眼向外，拳輪緊貼於腰間；左腳向身體左側橫開半步，與肩同寬或稍寬，兩腳全腳掌落地，兩腳掌平行或腳尖微外擺，呈八字型；然後身體下蹲，兩大腿保持與地面平行，成馬步；身體重心位於兩腿之間，目視前方。（圖3－152）

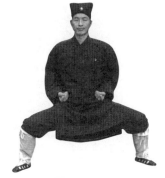

圖3－152

3. 老媽紡線（右式）

【動作圖解】

①接上動不停。馬步姿勢不變，右拳從右腰間沿小腹前向左推動；左拳放置於左腰間不動；右拳向左推動到左拳旁時，腰部配合向左微轉。（圖3－153）

②接上動不停。馬步姿勢不變，左拳放置左腰間不動；右拳沿左拳旁繼續向左、向上推進，拳心向上，拳眼向外；然後右前臂沿順時針方向內旋，同時抬右上臂，當右上臂伸直，右前臂行至頭頂上方時，拳心向外，拳眼向下，拳輪向上。（圖3－154）

③接上動不停。馬步姿勢不變，左拳放置於

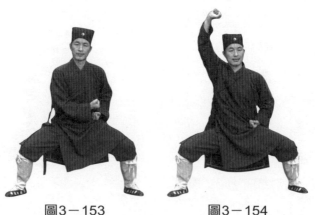

圖3－153　　　　圖3－154

左腰間不動；右拳繼續向上、向右推進，逐漸伸直右臂，拳心向外，拳眼向上，拳輪向下；目視右拳。（圖3－155）

④接上動不停。馬步姿勢不變，左拳放置於左腰間不動；右上臂不動，右前臂沿順時針方向旋轉，使右拳隨之轉動，拳心向下，拳眼向前，拳輪向後；然後回落右上臂，同時，屈右前臂，右拳隨之繼續向下、向左推進，逐漸收右拳於右腹前，拳心向上，拳眼向前，拳輪貼於右腹前；目光平視。（圖3－156）

以上動作分解「①－④」為右式一組。

通常情況，共連續做3組。根據自身情況，多做不限。

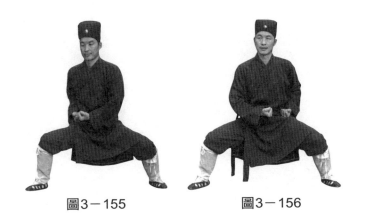

圖3－155　　　　　圖3－156

129

4. 老媽紡線（左式）

①接上動作。馬步姿勢不變，左拳從左腰間沿小腹前向右推動；右拳放置於右腰間不動；左拳向右推動到右拳旁時，腰部配合向右微轉。（圖3－157）

②接上動不停。馬步姿勢不變，右拳放置於右腰間不動；左拳沿右拳旁繼續向右、向上推進，拳心向上，拳眼向外；左前臂沿逆時針方向內旋，同時抬左上臂，當左上臂伸直，左前臂行至頭頂上方時，拳心向外，拳眼向下，拳輪向上。（圖3－158）

③接上動不停。馬步姿勢不變，右拳放置於

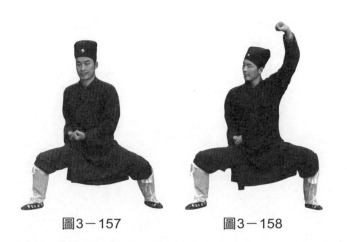

圖3－157　　　　　圖3－158

左腰間不動；左拳繼續向上、向左推進，逐漸伸直左臂，拳心向外，拳眼向上，拳輪向下；目視左拳。（圖3－159）

④接上動不停。馬步姿勢不變，右拳放置右腰間不動；左上臂不動，左前臂沿逆時針方向旋轉，使左拳隨之轉動，拳心向下，拳眼向前，拳輪向後；然後回落左上臂，同時，屈左前臂，左拳隨之繼續向下、向右推進，逐漸收左拳於左腹前，拳心向上，拳眼向前，拳輪貼於左腰腹前；目光平視。（圖3－160）

以上動作分解「①－④」為左式一組。

通常情況，共連續做3組。根據自身情況，多做不限。

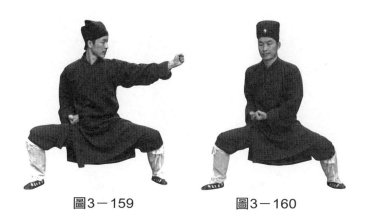

圖3－159　　　　　　圖3－160

5. 按掌平氣

【動作圖解】

①接上動不停。身體重心上移，左腿向右腿內側收回半步，身體直立；兩拳變掌向外翻轉，使兩掌心向前，四指向下，拇指向外；然後吸氣，兩掌向體前托起，至與胸高時，轉腕，兩掌內翻，兩掌心向下，兩虎口相對；至此氣吸滿；然後雙掌下按至小腹前，兩腿姿勢不變，目光平視。（圖3－161～圖3－163）

②接上動不停。配合用鼻子吸氣，同時兩臂向下、向上、向頭頂上方抬起，兩掌心向上，再慢慢合於頭頂上方，雙手掌心遙遙相對，至此氣吸滿；然後兩前臂彎曲，翻掌下按，自頭頂上方

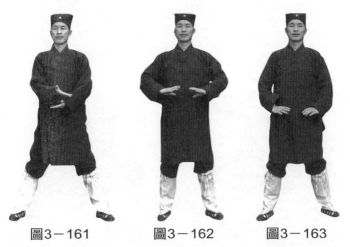

圖3－161　　　　圖3－162　　　　圖3－163

下落至小腹前，掌心向下，同時配合呼氣。（圖3－164、圖3－165）

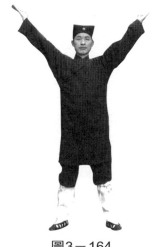

圖3－164

③接上動不停。收左腳至右腳內側，自然站立，用鼻子呼氣；同時兩掌下按，慢慢下落至腹前，呼氣結束。（圖3－166）

④接上動不停。自然站立，兩掌自然放於身體兩側。（圖3－167）

這一組動作可重複做3次。

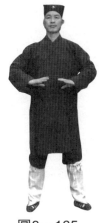

圖3－165

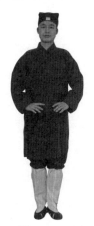

圖3－166

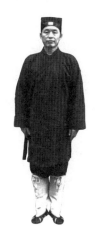

圖3－167

【吐納方法】

①初練者，可以在手臂旋轉一圈中的一半時，配合做一次吸氣；在手臂旋轉一圈中的另一半時，配合做一次呼氣。手臂旋轉畫圈動作可以配合呼吸，適度調節快與慢。

②有一定功力基礎的習練者，可以在手臂旋轉3圈期間，一直吸氣；然後放鬆手臂、呼氣。

③左、右式呼吸方法相同。

④「按掌平氣」是一組全身心調理動作。同第一式「朝拜太和」中的吐納方法。

【練習提示】

①「老媽紡線」這一組動作，顧名思義，整組動作就像老太太紡線一樣，手臂像轉紡線的搖輪。

②「老媽紡線」這一組動作的另一關鍵是「馬步」。要求兩大腿保持水平，並且要做到頭頂上懸、身體中正、提肛斂臀。

③做動作時，注意節節貫穿。當拳自右向左運動時，從肩—肘—腕—拳逐步用力推動上肢體的運動；當拳自左向右運動時，再從肩—肘—腕—拳逐步用力拉動上肢體的運動。

④右臂轉動3圈後，做1次「按掌平氣」，

然後再用左臂轉動3圈，再做1次「按掌平氣」，收勢。

⑤兩臂轉動3圈時，握拳的力量逐步加大，到第3圈時，握拳的勁力達到最大。

⑥左、右式動作相同，唯左右臂互換，方向相反。

⑦對練習內家拳手臂用力時的旋轉滾化技術有提升作用。

⑧對內家拳中的基本步型——馬步是一個極好的訓練，提高習練內家拳的演練動作水準和功力。

【易犯錯誤】

①武當內家功法中的馬步有特殊要求，一般練習者掌握不好動作要領，達不到規範要求。學習、練習時容易按競技武術的要求，把馬步做成「挺胸凹腰、撅屁股」身形。如果把蹲馬步變成撅屁股的樣子，練功者在提升個人功力方面就可能出現嚴重問題，比如，出現脫肛現象等。在內家拳中，馬步要求含胸拔背、提肛斂臀。

②做動作時，不能做到上肢體力量節節貫穿。

③轉動上肢時，雖然握拳逐步用力，但力量

分配不好。

④容易造成吸氣拳頭用力握緊，呼氣時拳頭放鬆。

【糾正方法】

①正確檢驗「頭頂上懸、身體中正、含胸拔背、提肛斂臀」的標準。在正常站立狀態下，順手摸一下，每個人的腰椎部位都有一個弧度；當學習、練習內家拳功的馬步時，能夠做到頭頂上懸、身體中正、提肛斂臀，就能把腰椎這個弧度給拉直了，臀尖就跟與練功者的腰在一條直線上，很自然就能做到提肛收腹了。

②先不按規範動作做，同時手上動作比劃到位，體會動作分解時的呼與吸。只找呼與吸的感覺，暫時不用考慮呼與吸的力度使用情況。

透過這種方式的類比體會，逐步使手上動作與呼吸方法高度配合起來。

【養生功效】

①對手臂上的經脈、筋骨活絡有良好的保健作用。能改善肩周炎、肘關節炎等慢性病症。

②對脫肛、痔瘡等身體下焦疾患有較好的輔助療效。

③增強腿部靜力性力量，促進下肢的經脈氣

血流通。

第七式　滿面散花

【歌訣】

雙手握拳提腰間；馬步蹲身臀宜斂；

滿面散花舞雙臂；力在一吸一呼間。

1. 併步握拳

【動作圖解】

同第一式朝拜太和中的併步握拳動作。（圖
3－168～圖3－170）

2. 馬步蹲身

【動作圖解】

接上動不停。身體上部姿勢不變，雙手握

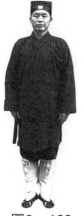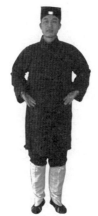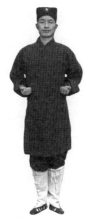

圖3－168　　　　圖3－169　　　　圖3－170

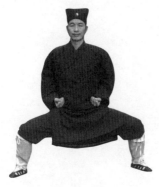

圖3-171

拳提抱於腰間，拳心向上，拳眼向外，拳輪緊貼於腰間；左腳向身體左側橫開半步，與肩同寬或稍寬，兩腳全腳掌落地，兩腳掌平行或腳尖微外擺，呈八字型；然後身體下蹲，保持兩大腿與地面平行，成馬步；身體重心位於兩腿之間，目視前方。（圖3-171）

3. 滿面散花

【 動作圖解 】

①接上動不停。馬步姿勢不變，右拳從右腰間向右外側內旋轉擰臂伸直；左拳放置于左腰間不動，右拳向右旋轉擰臂時，腰部配合向右微轉。（圖3-172、圖3-173）

②接上動不停。馬步姿勢不變，左拳放置於左腰間不動；右拳繼續向外旋轉擰臂，右前臂沿逆時針方向隨右拳外旋的同時，抬右上臂，當右上臂伸直，右前臂行至頭頂上方時，拳心向外，拳眼向下，拳輪向上。（圖3-174）

③接上動不停。馬步姿勢不變，左拳放置左腰間不動；右拳繼續自右向左、向上圈按，逐漸沉右肩、墜右肘，拳心向內，拳眼向右，拳輪向左；目視右拳。（圖3－175）

④接上動不停。馬步姿勢不變，左拳放置於左腰間不動；右上臂不動，右前臂沿逆時針方向

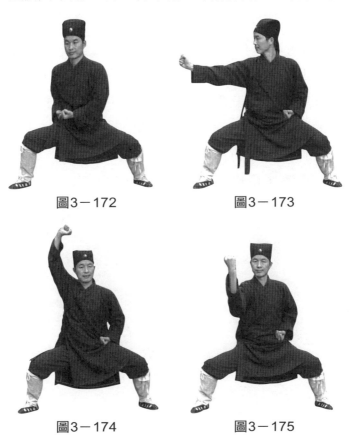

圖3－172　　　　　　　圖3－173

圖3－174　　　　　　　圖3－175

139

旋轉並向左腹前回落,使右拳隨之轉動;然後右拳隨之繼續向下、向右小腹、右腰側回拉,逐漸收右拳於右腹側,拳心向上,拳眼向前,拳輪貼於右腹前;目光平視。(圖3-176)

⑤接上動不停。馬步姿勢不變,左拳從左腰間向左、向內旋轉擰臂伸直;右拳放置於右腰間不動;左拳向左旋轉擰臂時,腰部配合向左微轉。(圖3-177)

⑥接上動不停。馬步姿勢不變,右拳放置於右腰間不動;左拳繼續向外旋轉擰臂,左前臂沿逆時針方向隨左拳外旋的同時,抬左上臂,當左上臂伸直,左前臂行至頭頂上方時,拳心向外,拳眼向下,拳輪向上。(圖3-178)

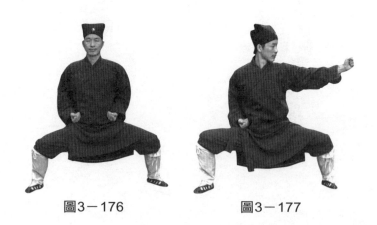

圖3-176　　　　　　圖3-177

⑦接上動不停。馬步姿勢不變，右拳放置於右腰間不動；左拳繼續自左向右、向上圈按，逐漸沉左肩、墜左肘，拳心向內，拳眼向左，拳輪向右；目視左拳。（圖3－179）

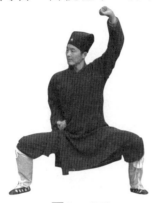
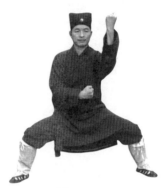

圖3－178　　　　　　　圖3－179

⑧接上動不停。馬步姿勢不變，右拳放置於右腰間不動；左上臂不動，左前臂沿順時針方向旋轉並向右腹前回落，使左拳隨之轉動（圖3－180）；然後左拳隨之繼續向下、向左小腹、左腰側回拉，逐

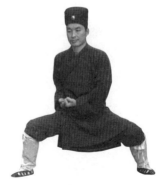

圖3－180

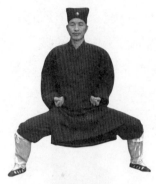

圖3-181

漸收左拳於左腰側，拳心向上，拳眼向前，拳輪貼於左腰前；目光平視。（圖3-181）

以上動作分解「①-⑧」為左右手各擰轉一圈為1組。

通常情況，共連續做3組。根據自身情況，多做不限。

4. 按掌平氣

【動作圖解】

①接上動不停。身體重心上移，左腿向右腿內側收回半步，身體直立；兩掌向外翻，使兩掌心向前，四指向下，拇指向外；然後吸氣，同時兩掌向體前托起，至與胸同高時，轉腕，兩掌內翻，兩掌心向下，兩虎口相對；至此氣吸滿；然後雙掌下按至小腹前，兩腿姿勢不變，目光平視。（圖3-182～圖3-184）

②接上動不停。配合用鼻子吸氣，同時兩臂向下、向上、向頭頂上方抬起，兩掌心向上，再慢慢合於頭頂上方，雙手掌心遙遙相對，至此氣吸滿；然後兩前臂彎曲，翻掌下按，自頭頂上方

下落至小腹前，掌心向下，同時配合呼氣。（圖
3－185、圖3－186）

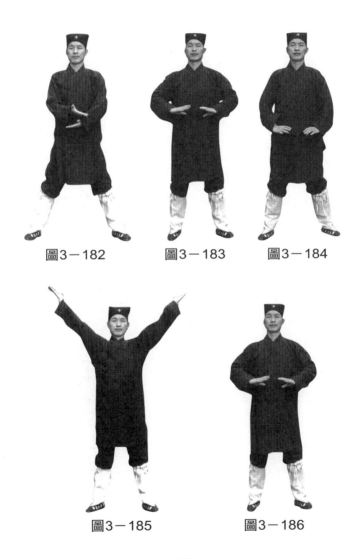

圖3－182　　　圖3－183　　　圖3－184

圖3－185　　　　　圖3－186

③接上動不停。收左腳至右腳內側，自然站立，用鼻子呼氣；同時，兩掌下按，慢慢下落至腹前，呼氣結束。（圖3－187）

④接上動不停。自然站立，兩掌自然放於身體兩側。（圖3－188）

這一組動作可做1次，也可重複做3次。視自己身體承受情況而定。

【吐納方法】

①初練者，可以在右手臂旋轉一圈時，配合做1次吸氣；在左手臂旋轉一圈時，配合做1次呼氣。手臂旋轉畫圈動作可以配合呼吸，適度調節快與慢。

②有一定功力基礎的習練者，可以在左、右

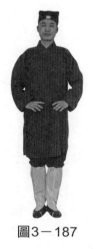

圖3－187

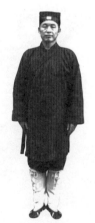

圖3－188

手臂旋轉2～3圈期間，做1次深長吸氣；然後在左、右手臂旋轉2～3圈期間，做1次深長呼氣。

③整組動作，隨兩臂的轉動配合深長呼吸。

④「按掌平氣」是一組全身心調理動作。同第一式朝拜太和中的吐納方法。

【練習提示】

①馬步時，要求兩大腿保持水平，並且要做到頭頂上懸、身體中正、提肛斂臀。

②在吸氣的時候，兩拳握緊。由呼吸配合手臂旋擰，兩拳越握越緊。

③左1次、右1次為一組動作，一般練習做3組動作；通常情況，練習3組後再做一個「按掌平氣」可再持續練習3組。作為功力練習者，可以做9組、18組。大家根據自己的情況適量增減。

④左右手臂由外向內圈轉，形成連續不斷的「內圈手」。

⑤兩臂轉動動作相同，唯方向相反。

【易犯錯誤】

①容易按競技武術的要求，把馬步做成挺胸凹腰、撅屁股。如果把蹲馬步變成撅屁股的樣子，練功者在提升個人功力方面就可能出現嚴重

問題，比如，出現脫肛現象等。內家拳要求含胸拔背、提肛斂臀。

②做動作時，不能做到上肢體的力量節節貫穿。

③轉動上肢時，力量分配不好。

④容易造成吸氣時拳頭用力握緊，呼氣時拳頭放鬆。

【糾正方法】

①檢驗頭頂上懸、身體中正、含胸拔背、提肛斂臀的標準。在正常站立情況下，順手摸一下，每個人的腰椎部位都有一個弧度；當我們馬步能夠做到頭頂上懸、身體中正、提肛斂臀的時候，就把腰椎這個弧度給拉直了，臀尖就跟練功者的腰在一條直線上，很自然做到了提肛收腹。

多做馬步練習，提高大腿肌肉支撐力量。

②先不按規範動作做，同時手上動作比劃到位，體會動作分解時的呼與吸。只找呼與吸的感覺，暫時不用考慮呼與吸的力度使用情況。

透過這種方式的類比體會，逐步使手上動作與呼吸方法高度配合起來。

【養生功效】

①對手臂上的經脈、筋骨活絡有良好的保健

作用。直接作用於改善肩周炎、肘關節炎等慢性病症。同時內圈手法的訓練有利於兩手臂技擊應用的綜合協調性。

②對脫肛、痔瘡等身體下焦疾患有較好的輔助療效。

③增強腿部靜止性力量，促進下肢的經脈氣血流通。

第八式　鳥歸山林

【歌訣】

雙手握拳提腰間；再變雙掌擊肋前；

拳眼撞在腰腎上；鳥歸山林神意歡。

1. 併步握拳

【動作圖解】

同第一式朝拜太和中的併步握拳動作。（圖3－189～圖3－191）

2. 掌砍兩肋

【動作圖解】

①接上動不停。兩腿自然站立，重心位於兩腿之間，兩拳變掌，掌心向

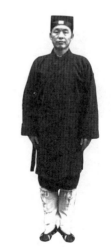

圖3－189

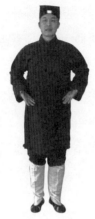

圖3－190

上，同時兩掌輪順腰間向小腹推動，並逐漸轉掌，兩掌呈俯掌，掌心向下。（圖3－192）

②接上動不停。自然吸氣並上抬兩臂，與肩同高或稍高，同時身體上浮，隨著吸氣的時間加長，兩腳跟自然踮起，腳掌著地。（圖3－193）

③接上動不停。當一口氣吸滿之後，兩掌同時外旋，用兩掌輪同時砍擊兩肋部；同時，兩肋部肌肉收緊，並伴隨

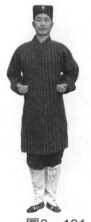

圖3－191

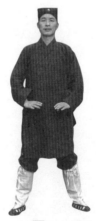

圖3－192

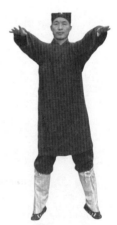

圖3－193

用鼻孔急速噴氣；同時，身體重心下沉，腳跟落地，意想兩肋部。（圖3－194）

以上動作分解「②—③」為一組。

通常情況，共連續做3組。

3. 背捶擊腰

【動作圖解】

①接上動不停。兩腿自然站立，重心位於兩腿之間，自然吸氣；同時，兩臂自然向身體後側伸直，掌指朝後，掌心向上，就像鳥翅膀一樣展開，身體上浮，隨著吸氣的時間加長，兩腳跟自然踮起，腳掌著地，上體微向前傾。（圖3－195、圖3－195附圖）

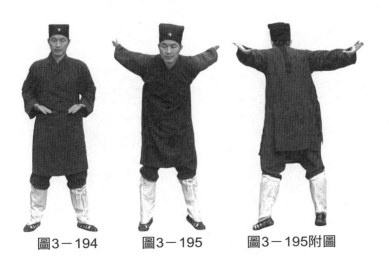

圖3－194　　　圖3－195　　　圖3－195附圖

②接上動不停。當一口氣吸滿之後，兩掌同時變拳，虛握拳，用兩拳眼同時捶擊兩腰眼（腎臟部位）；同時，兩腰眼（腎臟部位）肌肉收緊，並伴隨用鼻孔急速噴氣；同時，身體重心下沉，腳跟落地，意想兩腰眼（腎臟部位）。（圖3－196、圖3－196附圖）

以上動作分解「①－②」為一組。

通常情況，共連續做3組。

4. 攔腰玉帶

【動作圖解】

①接上動不停。兩腿自然站立，重心位於兩腿之間，當最後一次兩拳眼捶擊兩腰腎部位後，兩拳變掌，全掌俯按於捶擊的兩腰腎部位，掌指

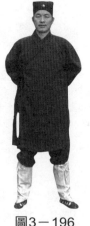
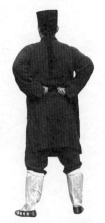

圖3－196　　　　圖3－196附圖

朝下，掌心向內。（圖3－197、圖3－197附圖）

②接上動不停。保持身體姿勢不變。兩掌分別沿左、右腰側（帶脈）用全掌向前搓推至小腹部位（肚臍處）；同時，緩緩吸氣。（圖3－198）

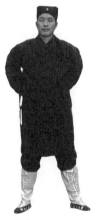
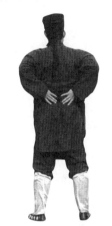

圖3－197　　　　　圖3－197附圖

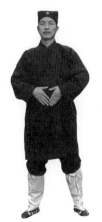

圖3－198

③接上動不停。當一口氣吸滿之後,兩掌指同時微抬,用兩掌根同時沿肚臍眼部位向小腹下直線搓推至氣海穴位(下丹田部位);同時,小腹部位肌肉收緊,並伴隨用鼻孔呼氣;同時,身體重心下沉,有落地生根之意想。(圖3－199)

④接上動不停。收左腳至右腳內側,自然站立;同時,兩掌自然放於身體兩側。(圖3－200)

5. 金盆浴身

【動作圖解】

①接上動不停。用鼻孔吸氣,兩臂自體側慢慢上抬,兩掌心向上,再慢慢合於頭頂上方,雙掌心遙遙相對,至此氣吸滿。(圖3－201、圖

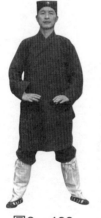
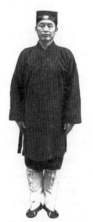

圖3－199　　　　圖3－200

3－202）

②接上動不停。再用鼻子呼氣；同時，兩掌翻掌下按，掌心向下。（圖3－203、圖3－204）

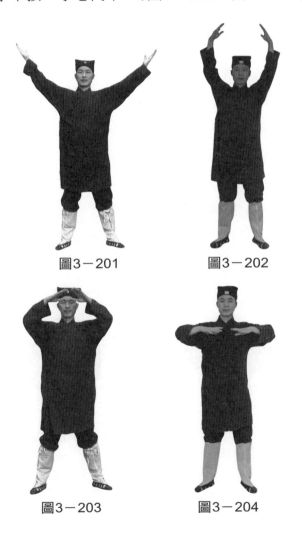

圖3－201　　　　　　　圖3－202

圖3－203　　　　　　　圖3－204

③接上動不停。兩掌慢慢下落至腹前，呼氣結束。(圖3－205、圖3－206)

以上「金盆浴身」動作分解「①－③」為一組。

通常情況，共連續做3組。

【吐納方法】

①「併步握拳」為功前調息動作。同起勢中「併步握拳」的吐納方法。

②當兩掌輪砍擊兩肋部時，要配合鼻孔短促噴氣，肋部腹肌收緊，產生一種抗力。

③當兩拳眼擊打兩腎部位時，注意在擊打上的瞬間要配合噴氣，形成一種本能阻抗。擊打3次之後，兩掌順我們的帶脈搓推回到下丹田部

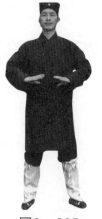

圖3－205

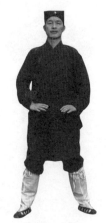

圖3－206

位，放鬆，自然呼吸。

④「金盆浴身」是一組全身心調理動作。是武當功夫主功架練習結束後，必做的「規定動作」。

一是呼吸法。吸氣時，動作速度相對較緩慢；呼氣時，動作速度相對較快。

二是意念法。也有一個意識假設。吸氣時，雙目微閉，意想內視，意想自己雙手托起了一個金盆，盆裡裝滿了潔淨的金水，舉過頭頂後，翻盆從頭上澆灌在人身體上一樣，意念隨水流下行。意想把身體表面上所有的髒物都沖洗掉了，身心俱佳。

【練習提示】

①在兩掌輪同時砍擊到兩肋部時，兩肋部肌肉收緊，並伴隨用鼻孔急速噴氣；同時身體重心下沉，腳跟落地。意想兩肋部。

②在兩拳眼同時捶擊兩腰眼（腎臟部位）時，兩腰眼（腎臟部位）肌肉收緊，並伴隨用鼻孔急速噴氣；同時身體重心下沉，腳跟落地。意想兩腰眼（腎臟部位）。

③做動作分解「攔腰玉帶」時，先全掌俯按於捶擊的兩腰腎部位，掌指朝下，掌心向內；繼

而兩掌分別沿左、右腰側（帶脈）用全掌向前搓推至小腹部位（肚臍處）；同時，緩緩吸氣；然後當一口氣吸滿之後，兩掌指同時微抬，用兩掌根同時沿肚臍眼部位向小腹下直線搓推至氣海穴位（下丹田部位）；同時，小腹部位肌肉收緊，並伴隨用鼻孔呼氣；同時身體重心下沉，有落地生根之意。

④「金盆浴身」的假借意識。相當於我們托了一盆非常潔淨、金亮亮的金水，從頭上澆下來，我們順下流水的勁，放鬆清洗一遍身體和思想，把體內透過練功排出的身上的瘴氣、濁氣、污穢物等等，全部進行清理一遍。這是一種美好的意象。可以連續做3次，使我們的意識達到一種非常潔淨空洞的混沌狀態。

⑤注意「金盆浴身」與「捧氣貫頂」「周天行氣」「按掌平氣」的異同，在第四章「常見問題解答」中有專門的解答。

【易犯錯誤】

①手、腳與意、氣配合不協調。顧手顧不了腳，顧腳配合不上手上動作；顧及了手腳配合，卻兼顧不了呼吸的配合；更容易忽視兩肋與兩腰部位受到捶擊時的肌肉收緊。

②對「攔腰玉帶」認識不夠，搓推帶脈，隨意、敷衍了事。

③「金盆浴身」與「捧氣貫頂」「周天行氣」「按掌平氣」相混淆。特別是「金盆浴身」的意識調整方式與「按掌平氣」混淆，甚至認為外表動作相同，內在區別不大。

【糾正方法】

①粗略瞭解人體經絡、筋脈、穴位，準確捶擊、搓推相關部位。

②對動作的協調性進行分三層次訓練。比如：先訓練「掌砍兩肋、背捶擊腰」的手腳協調配合動作，不用力、動作到位即可，暫時不顧及呼吸的配合。動作熟練後，再單獨訓練捶擊時的噴氣方法，暫時不顧及吸氣，自然吸氣即可。然後再訓練捶擊肋、腰時的肌肉收緊方法。最後再將前分三層次訓練的內容組合訓練。這種訓練要多揣摩、多體會。也可向作者請教或觀看教學演示DVD。

③「金盆浴身」與「按掌平氣」是兩組外表動作形式相同，意識導引截然不同的兩種呼吸導引方法。

「金盆浴身」呼氣時配合意識而短促；「按

掌平氣」呼氣時配合意識而慢、長、細、勻。要多加體會，認真區分。

【養生功效】

①對胸脅氣滯、腎結石、腎虛弱養生者有較好的輔助療效。

②揉搓腰眼，擠壓帶脈，可以補腎強腰，全身通暢。人體帶脈得到有效按摩，保持帶脈的約束活力，使人強健有力。

③顛足跟可刺激人體的脊柱和督脈，使全身腑臟經絡氣血通暢，陰陽平衡。抖震足跟，可發展小腿後群肌力，拉長足底肌肉，韌帶，提高人體的平衡能力。

④「金盆浴身」意在引氣歸元，使全身之代謝附著物（瘴氣、濁氣、污穢物等等），以意識流的形式進行沖洗，使身心淋浴，心靈淨化，遍體通暢，達到和氣血，理腑臟的獨特功效。

收勢　狸貓洗臉

【歌訣】

收勢名曰乾洗臉；搓搓雙手擦擦面；

勸君認真誠意練；康樂福壽爾占全。

1. 搓雙手

【動作圖解】

接上式動作。身體站立姿
勢不變，雙目自然睜開；兩手
在胸前合掌，掌心相對，兩掌
面互搓10次左右，以搓熱為
度。（圖3－207～圖3－209）

2. 熨面部

【動作圖解】

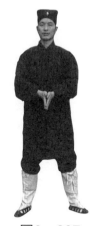

圖3－207

①接上式動作。身體站立姿勢不變；將搓
熱的兩掌輕敷於額頭上，兩掌指相對，左右掌面
微微用力，同時交替橫搓。（圖3－210～圖3－
212）

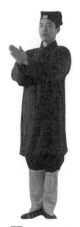
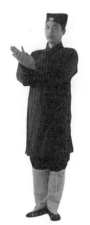
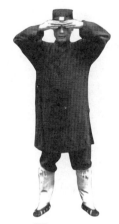

圖3－208　　圖3－209　　　　圖3－210

159

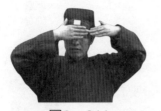 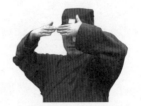

圖3－211　　　　　　圖3－212

一來一回為1次，共9次。

②接上動不停。身體站立姿勢不變；兩掌指相對，兩掌面下滑至兩眼眶部位，兩掌指同時交替輕揉橫搓。（圖3－213～圖3－215）

一來一回為1次，共9次。

③接上動不停。身體站立姿勢不變；兩掌面輕貼於臉頰上，沉肩墜肘，兩掌豎立，掌指向

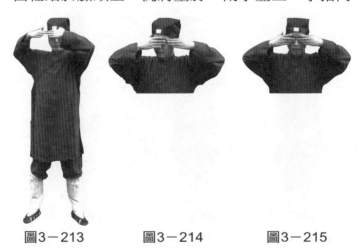

圖3－213　　　　圖3－214　　　　圖3－215

上，兩掌面沿臉頰部位（四白穴）上下滑按搓動。（圖3－216、圖3－217）

一來一回為1次，共3次。

④接上動不停。身體站立姿勢不變；兩肘抬平，與肩同高，兩掌指尖相對，掌心向內，兩掌敷按於嘴巴上，微用力，左右推拉，來回橫搓，動作好似吹口琴。（圖3－218～圖3－220）

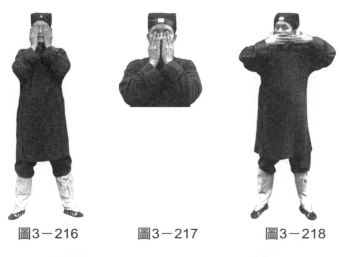

圖3－216　　　　圖3－217　　　　圖3－218

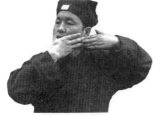

圖3－219

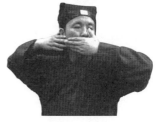

圖3－220

一來一回為1次，共3次。

⑤接上動不停。身體站立姿勢不變；兩掌面輕貼於臉頰上，沉肩墜肘，兩掌豎立，掌指向上，兩掌面以臉頰部位為中心點，兩掌心對整個面部按順時針或逆時針揉按，舒適為度，次數不限。（圖3－221）

3. 收功

【 動作圖解 】

①接上式動作。身體站立姿勢不變；頭自然後仰，兩掌由下顎向咽喉部位自上到下推按。（圖3－222、圖3－223）

②接上動不停。身體站立姿勢不變；兩掌自咽喉部位向胸前推按，再經由小腹、大腿正面推

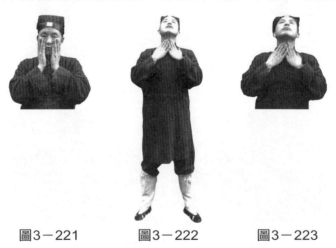

圖3－221　　　圖3－222　　　圖3－223

按，身體隨兩掌向下推按而自然前屈。（圖3－224、圖3－225）

③接上動不停。兩腿不動，身體隨兩掌向下推按而自然前屈；兩掌自上到下推按到兩腳踝、兩腳面，再繞到腳後跟，經過小腿後側、大腿後側，過臀到後腰，輕揉腰3次。（圖3－226～圖3－230）

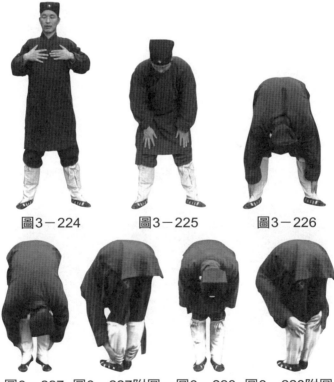

圖3－224　　　圖3－225　　　圖3－226

圖3－227　圖3－227附圖　圖3－228　圖3－228附圖

163

④接上動不停。兩腿不動，身體直立；兩手從後腰分開，沿帶脈合按到腹部臍下，兩掌交疊，逆時針揉按小腹3圈，順時針在小腹揉3圈。（圖3－231～圖3－233）

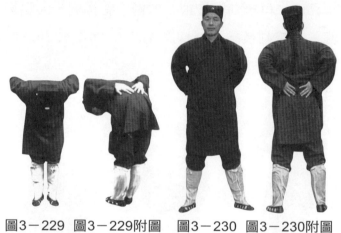

圖3－229　圖3－229附圖　圖3－230　圖3－230附圖

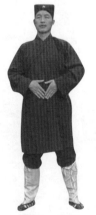
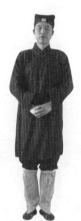
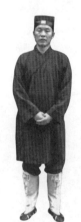

圖3－231　　　圖3－232　　　圖3－233

⑤接上動不停。全身放鬆，自然站立，兩掌放於身體兩側。（圖3－234）

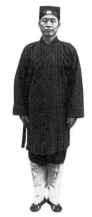

圖3－234

【吐納方法】

整組動作自然呼吸。

【練習提示】

①「搓雙手」把雙手搓熱；

②「熨面部」按摩眼睛，眼眶，鼻旁迎香穴；然後右手四指並排，自左頰耳下經過下頜，鼻下人中抒到右頰耳下，反向左手四指並排從右頰耳下抒到左頰耳下。主要對四白穴、人中穴、承漿穴、腮腺穴位進行按摩。

【易犯錯誤】

①不重視收功時的按摩過程，隨便搓按。

②按摩的穴位把握不準，達不到應有的保健功效。

【糾正方法】

①瞭解人體基本經絡穴位知識，增強對穴位按摩保健的認識。

②練功務必善始善終，形成整體養生效果。

【養生功效】

①促進面部血液循環，具有美容美顏的獨特功效。

②對面部不同部位的搓按摩轉，提神醒腦，益智寧神，適用於防治面部痙攣，頭腦暈脹，神經衰弱等症。

③明目開竅，預防眼疾；迎香取嗅，輔助治療鼻炎。

④左右搓拉下頜，促進唾液分泌，預防口腔疾病。

⑤推摩胃經，促進消化吸收。

⑥後摩膀胱經，促進代謝。

⑦揉搓腰眼，擠壓帶脈，可以補腎強腰，全身通暢。

⑧恢復常態，平靜收功，不出偏差，利於健康。

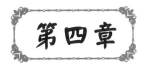

常見問題解答

第一節　常識性問題

1.「武當養生筋經八法」在武當內功養生術中的地位如何？

答：根據中國道教聖地──武當山所在地的十堰市武當拳法研究會20多年來的研究成果表明：「武當養生筋經八法」實屬武當丹道內養入門級優秀傳統功法。是武當內丹修煉筋經功中的精華代表。

此功法過去屬道門內部秘傳，是道長修真時，啟動筋脈，自我保健常修功法。分8種練功方法，是初級養生修煉者必選的代表性功法。

為更好地繼承和發揚武當絕學養生功夫，普澤眾生，造福人類健康，以岳武為帶頭人的武當拳法研究會的研究員們，在綜合整理武當純陽門

系列武功的基礎上，與其他門類傳統養生修煉方
法相比較，最後將此養生功法定位於武當道傳三
類標誌性武術養生功法（伸筋拔骨類、呼吸吐納
類、按摩導引類）之一的伸筋拔骨類典型功法，
成為目前武當山下由十堰市武當拳法研究會推薦
的「武當養生三大寶典」之一。

2.「武當養生筋經八法」主要特色是什麼？
答：「武當養生筋經八法」主要特色表現如
下：

一是屬動功範疇。

功法簡明，易學易練，功感極強，具有丹道
養生築基功中的標誌性功法特徵。

二是呼吸方式、動作開合與用力的方法獨特
多樣。

以「吸氣用力、呼氣放鬆」為吐納特色；以
肢體動作原始古樸為外形特徵；以兩拳越攥越緊
為增長內勁，在當今武術養生界獨樹一幟。

三是此功法暗含武術中必須掌握的五種基本
步型，即：

弓步、馬步、虛步、仆步、歇步。練好此
功，武術中的基本功架自然得到調整。

四是肢體動作拉伸要求高，但適應群體廣泛。

　　有無武功基礎的愛好者都可以適應練習。只有功架大小之別，沒有老少年齡要求之分。伸筋、拔骨、行氣、活脈都在肢體動作逐步拉伸的前提下完成。

　　五是不會出現練功走偏現象。

　　只有呼吸習慣的改變與養成，沒有氣機運行走向的深度要求。

　　六是對慢性病症具有特殊的調理作用。

　　研究表明：此功法是武當內家養生功法中最簡潔、最實用的「綠色」肢體矯正方法。

　　一般追求養生健體的學員，長期習練，起到自覺調理身體，填補陰陽，達到強身壯體和防止疾病的特殊功效。

　　3.「武當養生筋經八法」主要功用有哪些？

　　答：「武當養生筋經八法」功用概而言之主要有三個方面：

　　①武當丹道修煉──經脈通秘法

　　人體內有多條經脈管道，由肢體軀幹的充分屈伸、外展內收、扭轉身體等運動得到拉伸，從

169

而使人體的骨骼及大小關節在傳統定勢動作的基礎上，儘可能地呈現多方位和廣角度的活動。

透過「拔骨」的運動達到「伸筋」，牽拉人體各部位的大小肌群和筋膜，以及大小關節處的肌腱、韌帶、關節囊等結締組織，促進活動部位軟組織的血液循環，改善軟組織的營養代謝過程，提高肌肉、肌腱、韌帶等軟組織的柔韌性、靈活性和骨骼、關節、肌肉等組織的活動功能，達到強身健體的目的。

尤其對常見慢性病症如：頸椎病、肩周炎、關節炎、椎間盤突出症有較好的輔助治療效果。

②是武當高乘武學——點穴術的秘修輔助功法

長期習練，極快地提升我們指力和點透之勁。具有不傷手，增內力，持續久等特徵。對武當內家拳練習者，此功是提升內力的絕佳選擇。

③可以作為武當武功的基本功訓練教程

八樁涉及五種練習內家拳必備的基本步型。通過功力練習兼帶提升了基本功的水準。

此功法對無任何武功基礎的社會養生愛好者和對武當功夫內功研究的專家學者是最佳的入門體驗功法。

第二節　技術性問題

1.「武當養生筋經八法」中所提及的上丹田、中丹田、下丹田特指哪些部位？

答：就本套功法所指的上丹田、中丹田、下丹田而言，它不是特指某一個點，而是以某一個點為中心所輻射的一個區域。其中：

上丹田就是指以印堂穴為中心的輻射區域；

中丹田就是指以膻中穴為中心的輻射區域；

下丹田就是指以氣海穴為中心的輻射區域。

2.「武當養生筋經八法」的呼吸方法怎麼如此獨特？

答：是的，「武當養生筋經八法」雖然以伸筋拔骨為主旨，但其呼吸方法同樣有其獨特性。

從此功法的風格特點及其養生功用中，我們可以看到中國古老養生術的獨特魅力。

除了它的呼吸方式中包括了長吸短呼、長呼短吸、長吸長呼等；採用的是鼻吸鼻呼單一氣機調節；分吸、閉、噴等呼吸技巧，更有特色的是，在功法習練時，多以吸氣時雙拳攢緊，呼氣

時，雙拳放鬆。

這在武術養生功法中是很少見的。

　　3.「武當養生筋經八法」練習時，功前、功後都會提到「按掌平氣」「金盆浴身」等；與《武當九式吐納養生法》一書中的「捧氣貫頂」;「周天行氣」如何區分？

　　答:「捧氣貫頂」「按掌平氣」「周天行氣」「金盆浴身」的四者之間是有相同和不同之處的。初學時容易混淆。

　　相同之處：

　　①外形動作相同。

　　②呼吸方式相同。都是一組動作一吸一呼。即:用鼻子吸氣，雙臂自體側慢慢上抬，雙掌心向上，再慢慢合於頭頂上方，雙手掌心遙遙相對，至此氣吸滿;然後用鼻子呼氣，同時翻雙掌下按，掌心向下。雙手慢慢下落，垂至體側，呼氣結束。

　　③都是採用的「意識假借法」。它是一種全身心調理的導引方式;也是一種養生有效的心理暗示方法。此方法操作得當，非常有助於身心健康。

不同之處：

①「捧氣貫頂」的「意識假借法」。

除包含「呼吸法」「意念法」外，還要有一個意識假想，即：「意識假借法」。吸氣時，雙目微閉，意想內視，人的身體就像一瓶渾濁的水，呼氣時，隨著雙手下按而意念自頭頂下行，身體內假想的污濁之水面也隨意念下降下行，從雙腳下的湧泉穴外泄；人體流空之處都變得非常潔靜，無色透明。所有的病氣、濁氣都隨意念水面下降而下行，由湧泉穴外泄入地。

②「按掌平氣」的「意識假借法」。在運用意念過程中，吸氣時可意想胸腔擴張，充滿氧氣；呼氣時可意想一股氣流從印堂（上丹田）沿體前任脈線下行，至膻中（中丹田），再下行至氣海穴（下丹田）。肺活量強的練習者，如果呼氣氣息較長，可隨呼氣將意念繼續下行至湧泉穴。

③「周天行氣」的「意識假借法」。「周天行氣」這是一組以慢、長、細、勻「長吸長呼」的呼吸吐納方法。整組動作要隨呼吸的快慢節奏來調整動作的速度。練習過周天功，或道內稱：河車運轉的可以在一開一合的動作過程中，體內

氣機運行一個小周天。

意念的過程是：隨著手臂的開合，同時吸氣，意念一股真氣從足底的湧泉穴源源不斷吸入並隨體後的兩腿、後背的膀胱經部位逐步上升，至氣呼滿時，意念到百會穴，下到上齶內的「上鵲橋」；然後呼氣，意念真氣隨呼氣下行，過咽喉，下膻中穴，經中脘穴，到氣海穴，真氣分二支，同時沿兩腿面（胃經）下走，最後到足底的湧泉穴，形成一個「周天」。這個過程叫「周天行氣」。

④「金盆浴身」的「意識假借法」。也是一組全身心調理動作。吸氣時，雙目微閉，意想內視，意想自己雙手托起了一個金盆，盆裡裝滿了潔淨的金水，舉過頭頂後，翻盆從頭上澆灌在人身體上一樣，意念隨水流下行。意想把身體表面上所有的髒物都沖洗掉了，身心俱佳。

⑤「捧氣貫頂」「按掌平氣」「周天行氣」「金盆浴身」四者吐納的方法上略有區別。

「捧氣貫頂」採用的是慢、長、細、勻的吐納法；

「按掌平氣」採用的是短吸短呼的吐納法；

「周天行氣」採用的是長吸長呼的吐納法；

「金盆浴身」採用的是長吸短呼的吐納法。

4.「武當養生筋經八法」每天練多長時間為宜？

答：練習時間的長短要因人而異。一般情況下，每式做3次，整套動作練習需要13分鐘左右。

如果身體狀況相對好，能保持每天練習1個小時左右，較為合適。

如果身體狀況不好，可以根據具體情況，選擇其中之一兩式進行針對性的練習。

5.是不是每天都要將「武當養生筋經八法」八式全部練習1次？

答：通常情況，初次學習的習練者，每天至少要將「武當養生筋經八法」八式全部練習1次。

一般養生愛好者，可以選擇性練習；

專業運動員或者武當功夫愛好者，可以每一式可按3次、6次、9次、18次進行單獨操練，每天全部練習；

對於慢性病症康復養生愛好者，可以根據體

力狀況，每一式可按3次、6次進行單獨操練，
一次性把整個套路練完。

6.練習「武當養生筋經八法」能不能同時練
習其他武功功法？

答：一般說來，在練一種功法時，不要同時
練習其他功法，特別是呼吸方法不同甚至相反的
功法。

如果練習「武當養生筋經八法」後，感到運
動精力充沛，可以輔助練習對呼吸吐納不作要求
的運動或太極拳之類的內家拳法或呂祖純陽門其
他功法。

7.練完「武當養生筋經八法」後，還希望進
一步提高，選擇練習什麼樣的功法較好？

答：透過一段時間練習後，你的身體狀況
一定會有好的改觀，你會有一種希望練習更多內
容的想法，這很正常。因為學習總是有遞進過程
的。這是好現象，是身體轉好或功力增長的表
現。

如果想提高練習或進一步深造，從養生的
角度看，可以推薦繼續學習「武當九式吐納養生

法」「武當養生導引十三式」；從增強武術內功功力的角度看，可以推薦練習武當純陽大功。純陽大功是陽剛性功法，還能練出身體特異性功能，如抗暴力擊打等。

8.在每式開始或結束，為什麼要搞「意識假借」活動？

答：意識假借，是一種養生有效的心理暗示方法。操作得當，非常有助於身心健康。

習練靜坐功夫的人們，自然明白其中的玄機。這裡不一一贅述。

當然，如果習練者還沒有導引基礎，還不能控制自己的意識假借，作為一般性的養生鍛鍊，也可以只用肢體動作配合呼吸吐納，而不用意識假借這種導引方法。

9.練習「武當養生筋經八法」功法過程中，為什麼會大汗淋漓，濕透前胸後背，應該注意哪些問題？

答：練習「武當養生筋經八法」功法過程中，會大汗淋漓，濕透前胸後背，但一般不會出現氣喘、體倦的現象。相反，習練者精神振作，

這是「武當養生筋經八法」功法的獨到效驗，不必擔心。

透過在安靜狀態下呼吸吐納、運氣發聲、動作導引等功法動作的練習，旨在促使人體的「陽和之氣」發動，進而遍及全身，全身就會出汗，並且非常舒暢，這就是古人所說「如飲醍（ㄊㄧˊ）醐（ㄏㄨˊ）」的境界。

但是如果大汗淋漓之後，身體感到疲勞，那則是運動量過大或者體質比較虛弱的緣故，應適度減少運動量。

另外，練功結束後要重視做好收功和功後導引放鬆功法，即做好「狸貓洗臉」，利於快速消除疲勞，康復身體。

附　錄

武當絕學內丹修煉法述秘

岳　武

一、武當丹道內修的養生觀與養生術

（一）武當丹道與丹道修煉

　　武當丹道就是以武當道內傳承為核心，以「道」的哲理和「丹」的煉法為依託，透過有形的肢體和無形的精神相結合，遵循特定的修煉程式，實現人類養生延壽的過程和結果的學說。所謂「道」的哲理，就是丹道修煉家遵循的養生觀；所謂「丹」的煉法，就是外丹家燒煉丹丸或內丹家將人身體作爐鼎，以精、氣、神為藥物，以元神為火候，在實踐中摸索形成的一定程式的特殊鍛鍊方法。

　　綜觀武當丹道的發展歷史，我們知道，丹道

修煉曾在武當山盛極一時，並經歷了初始狀態的內丹修煉到外丹修煉，最後逐步轉化為專事內丹修煉的漫長過程。

一般認為，外丹術的歷史可以追溯到西元前221年，秦始皇統一中國。他對長生不老的追求，促進了人們對養生延壽的探索；但真正的外丹燒煉始於漢武帝元光二年（西元前133年），方士李少君請武帝「祀灶」等，武帝從其請，「親祀灶」等，這是關於外丹燒煉的最早記載。至唐朝晚期，外丹術由於自身的缺陷，逐漸被「反求諸己」的內丹修煉所代替。

論及武當丹道修煉，最早可以追溯到戰國時期的尹喜及其弟子尹軌，他們深隱武當，煉丹修道，武當山至今留有尹喜岩遺址。他們所修「道法」講求的是「內視」「內求」「內丹」以及「子午行功」的道家功法和行功原則，也說明道家的養生延壽修煉方法，是先有初始狀態的「內丹」，而後才有「外丹」，最後又返回內求專事「內丹」修煉的。這也是武當山有史記載最早的，也是第一次出現的丹道修煉盛況。史稱「兩尹盛修」。

史證最早在武當山修煉外丹的，當數漢代的

馬明生、陰長生，武當山長生岩洞中至今存有當年燒煉丹藥的痕跡。故有「兩生丹岩」之稱。師徒二人的活動構成了武當山第二個煉丹鼎盛期，在道教史上留下了重重的一筆。

隋唐時期的丹道修煉，特別是在武當山修煉的陳摶《入室還丹詩》、呂洞賓《九真玉書》等內丹修煉部分著作成為了宋元道教內丹派形成的理論基礎和經典。及至元明清時期的內丹修煉以張三豐在武當山為代表，出現了又一個鼎盛時期。

結合現代武當山道內傳承的實際情況，武當丹道修煉有廣義和狹義之分。

廣義的武當丹道修煉是指道內外的丹道修煉者在總結前人修煉丹道理論和實踐的基礎上，吸納儒、釋、道、易、武、醫等各家養生延壽的哲理和功法精髓，結合現代養生延壽的科學技術成果，所形成的新型丹道修煉方法，並按一定修煉程式和步驟進行修煉。

狹義武當丹道修煉就是指道內人士或道長進行的修煉，多指武當丹道內修。統稱武當丹道修煉。

武當丹道修煉實質就是修心養性，修性養

命，性命雙修，厚德長生。

（二）武當丹道內修包涵的主體內容

透過多年的學習與實踐，我們認為，武當丹道內修所包涵的主體內容分兩個部分，一是道教的養生觀，即理論體系；二是道教養生的功與術，即技術體系。

丹道養生不單單是修習操練各種功法，也還包括一整套修身養性在內的生理和心理並重的修養功夫。它講求人生修煉的三種層次追求，即健身——養生——長生。

所以說，丹道修煉不單純講壽命，講延年，而是整個人生的修養方法，並借這個方法去完成人生的最高修養境界，即達到「天人合一」的大同、大和世界。

1. 道教的養生觀

道教的養生觀蘊含著我國古代文化沉澱的精粹，它有系統的宇宙觀、方法論和生命觀。

首先，道教的養生主張「重人貴生」的觀念，「人為天下貴」的思想，因此必須「重命養生」，並提出了「我命在我不在天」的積極養生

口號。

　　道教的養生觀體現了一個鮮明的思想特徵，就是主張充分發揮人的主觀能動性。修行者要以主動進取的精神去探索和追求人類的健康長壽，取得把握自身生命自由的途徑。這種追求長生不老的境界，其中也包含著一種積極主動的人生態度。

　　其二，道教的養生觀是以「天人合一」的人體生命整體作為養生基礎的。通常認為，人是一個小宇宙，大自然是一個大宇宙，這個大宇宙與小宇宙是大同小異、息息相連的統一整體。

　　還有認為，人的精神受之於天，人的形骸受之於地。天有四時五行九解三百六十五日，人也有四時五臟九竅三百六十五個關節。大自然有山川流水，環環相扣、息息相連；人體的器官也像自然界的山川流水，也是環環相扣、息息相連的。因此，人與自然是一個統一的整體。我國古代把這種認識叫作「天人合一」。

　　既然人與自然相通，自然界天地萬物變化必然直接影響人的生命活動；反過來，人的生命活動又可以反作用於天地萬物，改變它們的運動過程。

這種「天人合一」思想事實上是一種整體養生觀念，也可以說是一種系統觀念，科學觀念。它要求「天人相應」，人體要「道法自然」，仿效天地運動的形式與時機，就可以長存不衰。

　　其三，道教的養生觀從整體養生觀念出發，十分強調精、氣、神三者的保養和鍛鍊，並主張三者相互作用，密切關聯，是一個統一的整體。

　　「精」是其基礎；「神」是其主宰；「氣」則是動力。精滿則氣旺，氣旺則神足。精滿、氣旺、神足，則精力充沛，身體健康。要說明的是：

　　精是生命的機能。丹道所說的「精」是一個專有名詞，與中醫典籍所說的「精」實際上是有區別的。中醫講的「精」就是指人體中的各種精微（最精華的細微物質）的總稱。丹道所指的「精」實即指生命的機能，個人體會相當於內分泌或激素，非醫學指生理之精。內丹修煉就是修煉的「元精」。認為元精與神氣合凝，則可結成內丹。保精為養生得壽第一要作。

　　氣是生命的動力。氣是構成人體生命活動的基本物質。在人體內，由於氣的分佈部位、作用、性質不同，也有不同的名稱，概括而言，主

要有四種：

一是元氣，又稱「祖氣」「真氣」。它稟受於先天，藏之於腎及命門中。但它必須受後天精氣的不斷滋養，才能不斷發揮作用。

二是宗氣。是以飲食水穀所化的水穀之氣，與吸入的自然之氣結合而成。它積於胸中，司呼吸、發聲的功能，又有推動血液運行之作用。

第三為營氣。是由水穀精微所生化的精氣。由脾胃生化後，傳輸於肺，進入脈道中，以營養全身。

第四為衛氣。也是由水谷精微所生化的精氣。其性剽疾滑利，善於游走竄透，不受脈道約束，行於脈外。因其具有保衛體表，抗拒外邪的功能，故名為「衛氣」。當然，還有心、肝、脾、肺、腎氣等，但都列入元氣的分體。

丹經中還獨創了一個「炁」，以示先天炁與後天氣區別。

神是生命的主宰。指人的精神活動，包括感性的、理性的、直覺的思想意識活動，即大腦的功能。它是神態、知覺、思維、運動等生命活動現象的主宰。

它有物質基礎，是由先天之精生成，並須後

天飲食所化生的精氣充養，才能維持和發揮它的功能。它在人體中居於主導地位。

丹道修煉，總以凝神氣穴下手。

其四，道教養生觀實行的是神形共養、性命雙修的內煉體系，也是一種雙向養生的整體人生修養方法。

既講身體養護鍛鍊，也講心性、道德與人格的修養，並把二者密切結合，雙修雙了。

古代養生家認為：人類生命的基本要素有二，即性和命。性命與神形可以說是特定相通的概念。談到「性」和「神」，一般都指人的心性、精神、意識；談到「命」和「形」則指人的生命、形體等。可能時代的變遷，其稱謂和內涵也有了差異。

用現代醫學術語來說，「性」和「神」就是心理衛生；「命」和「形」就是生理衛生。心理與生理是相通相關的。

性命雙修才構成一個完整系統的內煉體系，成為修真得道的必由之途。

它又分兩大綱領：性功、命功；五大要法：煉心、煉性、煉精、煉氣、煉神；四字之訣：清、虛、靜、定。

其五，道教養生觀接受了古代先哲總結得出的「陰陽」「五行」「八卦」學說，在實踐中驗證、完善並發展了這些學說。

2. 道教的養生術

　　道教的養生術在歷史的長河中形成了數十種不同類別、不同方式、不同內容的養生方式、方法。

　　為了區分特徵，又形成了不同的流派。不同的流派之間又相互影響，互相融合。生生不息，代代相傳，源源流長。

　　武當丹道養生術是道教養生的重要組成部分。綜觀中國歷史，儘管釋、儒、道、法，諸子百家，對延年益壽各有追求。道家思想影響深遠的武當丹道，對長壽的不懈追求和探索，推進了我國養生延壽理論和實踐向高峰期發展，形成了相對系統而又相對規範的養生理論、方法和簡便易行的操作套路。

　　這是千百年來武當道家留下的一筆豐厚的非物質文化遺產財富，至今仍然散發著璀璨的光芒。

二、武當丹道內修技術體系的構架

（一）武當丹道內修技術體系的形成
及其價值定位

　　武當丹道內修技術體系是指武當道傳養生術的技術結構與具體操作程式構成。

　　這裡主要以道教龍門派和武當純陽門的秘傳丹道修煉程式作為主線，參照道教其他派別的數種修煉方法，進行縱橫向比較，提煉並透過同修實際體驗、試驗教學等不同方式，驗證同類型丹道功法中最具有代表性的；在不同類功法中，定位為標誌性的丹道養生功法，再結合筆者20年來的實證實修的動態體驗，摸索總結出一整套武當丹道引功、動功、動靜功、靜功四大層次的修煉門徑。

　　概而言之，由「一個目標，二種形式，三大法門，四大方式，五大程式，五十六種習練方法」，構成一整套丹道修煉技術體系。

　　這套武當丹道實修技術體系，充分運用唯物論的觀點，科學的態度，去其糟粕，取其精華，進行重新組合構架，並結合個人的實修和學員的

實練，在近5年的時間裡，進行大量教學案例驗證，形成的這套武當丹道實修技術體系。

它徹底打破武當丹道養生千百年來「三人不說，六耳不傳」的陳規陋習，為熱愛武當丹道的實踐者，撥開了修煉者在實修過程中對不同層次不同功法選擇的「迷霧」，點亮了武當丹道修煉前進路上的「指明燈」。

（二）武當丹道實修技術體系釋秘

武當丹道實修技術體系簡釋：

1. 一個目標
健身、養生與長生是人們亙古未變的追求。

2. 二種形式
一是修性；二是養命。

二者具有辯證統一關係。既獨立又相輔相成；既有聯繫又有區別。

修性方能養命。性不修，命必損。

3. 三大法門（丹道築基）
即：修煉者意、氣、力「三合一」訓練法；

修煉者意、氣「二合一」訓練法；修煉者一意訓練法。屬武當丹道築基功。

(1)意、氣、力「三合一」訓練法

主要指修煉者運用暗勁，借助肢體進行伸展屈伸，帶動吐故納新，促進臟腑的代謝與保健。

比較適合初級丹道修煉的群體。

(2)意、氣「二合一」訓練法

主要指修煉者借助呼吸吐納技術，使肢體進行伸展屈伸，促進臟腑的代謝與保健。

比較適合中級丹道修煉的群體。

(3)一意訓練法

主要指修煉者借助意念活動，使肢體進行伸展屈伸後，形體靜止不動而意行不止，促進氣血運行與保健。

比較適應高級丹道修煉的群體。

4. 四種方式

即：引功、動功、動靜功、靜功，對應入門、初級、中級、高級四大層次。

5. 五大程式

五大程式是武當丹道修煉的一種常規程式。

多年的實踐證明，按照這五大程式進行丹道修煉，具有長功快、得氣感強、不出偏、感受明顯的體驗特點。具體步驟：

第一步：道功十步（代表：十種道行）

第二步：伸筋拔骨（代表：八寶筋經樁）

第三步：呼吸吐納（代表：九式不老青鬆功）

第四步：按摩導引（代表：十三太極導引樁）

第五步：打坐靜修（代表：十六步內修進階）

以上五大程式，是丹道修煉必經之正途。

雖然法門千萬，道理歸一。丹道之路，漫長無邊，一念之差，就可能「失之千里」。

空談無益處，唯有實踐，方能驗證什麼是「終南捷徑」。

6. 五十六種習練方法

即：「學道行」分10種走步訓練方法。

「八寶筋經樁」分8種練功方法。

「九式不老青鬆功」分9種練功方法。

「十三太極導引樁」分13種練功方法。

「十六步內修進階」分16步練功方法。

以上共計5類56種習練方法。這些方法也是按照由淺入深的訓練程式設計的，具有廣泛的適

應性。

　　目前除「十六步內修進階」沒有對外公開
教學外，武當山下的十堰市武當拳法研究會——
柳林武功院對以上其他四類功法均已經面向大眾
養生群體，公開教學，並收到良好的養生祛病效
果。

　　這些養生功法的不同特點：

　　①「學道行」分10種走步訓練方法，屬於
丹道修煉的前奏，是入門引路的基本功。

　　道功十步也叫丹道行步功。

　　過去初入道門，需要學習例如「鷹飛步」
「鴉雀步」等道內步法的走轉，練好步法為入
門，為進一步學習奠基礎。

　　通俗名稱為：學道行、雅雀步、鷹飛步、游
泳步、波浪步、靈貓步、活氣步、之字步、大雲
手、矮圈步。

　　目前道內沿傳「走禹步」「轉天尊」均為道
行步的演化。

　　武當純陽門秘傳的「武當宮陣秘練圖說」正
是道行步的綜合應用。

　　「武當宮陣秘練圖說」一文中是這樣論述
的：「破解武當秘中之秘，明示道內玄中之玄。

武當身法之精華洩密，武當上乘步法修煉捷徑面世。」

「武當宮陣絕技秘練圖」是「天象與人法」有機結合，互相生衍的產物。與現存道內「轉天尊」當屬一法。有其嚴密的科學性。《四庫全書提要》中說：「陳摶推闡易理，衍為諸圖。」圖中蘊涵著萬物生化的過程。明代醫學家張介賓說：「環中者天之象也。」認為它表示著一種天象，即天、地生成和演化的規律。學會了這個，才算是真正掌握了武當道內秘練技術。

其特點，用於技擊，充分體現後發先至、捨己從人而制人的獨特功效，實現柔弱勝剛強的理論探索。推及引兵鬥智，以宮陣之術，調兵遣將，對方必將被動牽制，處處挨打。久習則不求搏人之術，卻具備防衛之功。與人對陣，上乘神意退敵；中乘纏放擊人；下乘走轉防身。

其練法步法用於武當內功絕技訓練，其宮陣技法分躍樁和合陣兩種。躍樁是按宮陣點位設立樁柱，習練者配合功架動作變換，暗合於陣法，明行於樁上，久練必得神勇之極；合陣是在平地上依宮陣之法，畫點設圈，習練者配合功架自然走轉。中期階段，逐步在九宮樁上，隨機運行二

儀椿，或三星椿，或四象椿，或五子椿，或六順椿，或七斗椿，或八面椿，來回穿插走轉，各種手法貫通，使手眼身法步、精神氣力功高度有機配合，形成一套無始無終、永無止境的優美、高深、延年益壽的道內拳法。高級階段，神意俱佳，舉手投足，皆在道中。

其功用宮陣圖為：

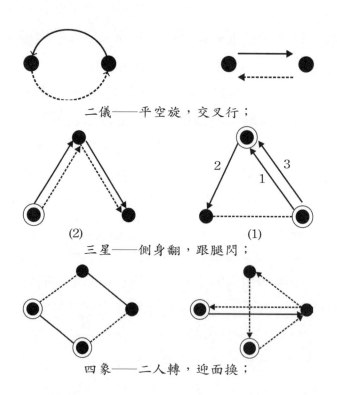

二儀——平空旋，交叉行；

(2)　　　　　　　　　　(1)

三星——側身翻，跟腿閃；

四象——二人轉，迎面換；

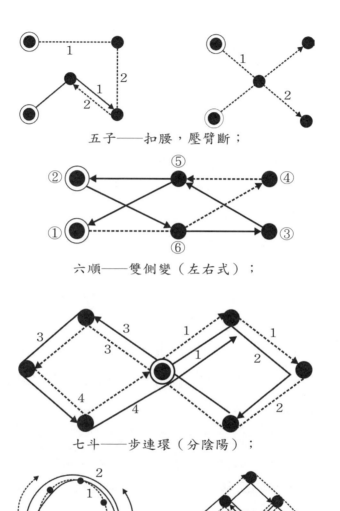

五子——扣腰，壓臂斷；

六順——雙側變（左右式）；

七斗——步連環（分陰陽）；

八面——一圈行（正反式）　九宮——九宮躦（純自然）

師曰：武當一黃庭，純陽三分技，宮陣任意走，

　　　萬法內中藏，諸君多體悟，甲子永締長。

　　其功用概而言之也有三個方面：

　　第一方面，武當丹道修煉——道行通秘法。是修行人的入門基礎功課。

　　第二方面，啟動人的腰腿筋骨，增強人的身法與步法綜合協調性。

　　協力廠商面，動作難度小，適應各種初始接觸道學的練習者。

　　②「八寶筋經樁」分8種練功方法，是初級養生修煉者必選代表性功課。

　　屬動功範疇。此功法過去屬道門內部秘傳，多用於道長修真啟動筋脈，自我保健修煉。屬武當傳統丹道內養功法中伸筋拔骨類的基礎性丹功。

　　動作名稱為：朝拜太和、樵夫擔柴、童子穿襪、仙鶴欲飛、二龍纏柱、老媽紡線、滿面散花、鳥歸山林。

　　功法簡明，易學易練，功感極強，具有丹道養生築基功中的標誌性功法特徵。

　　其功用概而言之有三個方面：

第一方面，武當丹道修煉——經脈通秘法

人體內有多條經脈管道，透過肢體軀幹的充分屈伸、外展內收、扭轉等運動使身體得到拉伸，從而使人體的骨骼及大小關節在傳統定勢動作的基礎上，儘可能地呈現多方位和廣角度的活動。

由「拔骨」的運動達到「伸筋」，牽拉人體各部位的大小肌群和筋膜，以及大小關節處的肌腱、韌帶、關節囊等結締組織，促進活動部位軟組織的血液循環，改善軟組織的營養代謝過程，提高肌肉、肌腱、韌帶等軟組織的柔韌性、靈活性和骨骼、關節、肌肉等組織的活動功能，達到強身健體的目的。

尤其對常見慢性病症如：頸椎病、肩周炎、關節炎、椎間盤突出症有較好的輔助治療效果。

第二方面，是武當高乘武學——點穴術的秘修輔助功法

長期習練，極快地提升我們指力和點透之勁。具有不傷手，增內力，持續久等特徵。對武當內家拳練習者，此功是提升內力的絕佳選擇。

第三方面，可以作為武當武功的基本功訓練教程。

八樁涉及五種練習內家拳必備的基本步型。透過功力練習兼帶提升了基本功的水準。

　　此功法對無任何武功基礎的社會養生愛好者和對武當功夫內功研究的專家學者是最佳的入門體驗功法。

　　③「九式不老青鬆功」分9種練功方法，列屬初中級養生修煉者必選代表性功課。

　　屬動功範疇。此功法過去屬道門內部秘傳，多用於道長修真呼吸吐納，自我保健修煉。

　　原係武當純陽門修真引氣導引之秘術，屬純陽門武功進入中高級階段的總功。習練後，為最終進入武功高級階段奠定堅實的基礎。

　　具有丹道養生築基功中的標誌性功法特徵。列屬武當傳統丹道內養功法中呼吸吐納類的基礎性丹功。

　　「九式不老青鬆功」列屬武當丹道修煉——氣脈通秘法。能起到自覺調理身體，填補陰陽，達到強身壯體和防止疾病的特殊功效。

　　④「十三太極導引樁」分13種練功方法，列屬中高級養生修煉者必選代表性功課。

　　屬動靜功範疇。此功法過去屬道門內部秘傳，多用於道長修真時，運用自我形成的氣功生

物磁場，自我以意行氣按摩導引，自我保健修煉。

　　屬武當傳統丹道內養功法中按摩導引類的基礎性丹功。

　　其功用概而言之有六個方面：

　　第一方面，武當丹道修煉——任脈通秘法。

　　是武當高道真人修煉的不二法門；是丹道功夫快速提升的最佳捷徑；與「雲床高臥十八法」珠聯璧合，相輔相成，相得益彰。

　　當然，「雲床高臥十八法」是對「十三太極導引椿」的補充，主要是對人體督脈的調理。屬於動靜功範疇。另文再述。

　　第二方面，改善人的免疫機能，增強防病、抗病能力。對早期癌症等絕症有較好的調理作用；

　　第三方面，屬於動靜功法。先動後靜，動靜結合。具有不出偏差的獨特效果；

　　第四方面，太極實戰功夫的最佳內功氣法。長期習練，能夠內氣下沉，雙腿有入地三尺之感覺，增加腿椿功力。

　　第五方面，形成人體渾圓磁場。功力深厚者，自我形成磁力，自我感應、體驗，富有玩

味。

第六方面，顛覆時空感。深刻體會文藝作品中所述「天上一天，地上一年」的時光流失感，產生深厚的練功興趣。

⑤「十六步內修進階」分16步練功方法，列屬高級養生修煉者必選代表性功課。

「十六步內修進階」屬靜功範疇。此功法過去屬道門內部秘傳，全真教龍門派內代有傳人。多用於道長修習丹道，靜坐功夫修煉。

「十六步內修進階」涵蓋江湖上所流行的「周天運行」功法，屬武當傳統丹道內養功法中導引類的丹功。

三、走出流行丹道修煉誤區

近年來，社會流行丹道修煉，可是越來越多的愛好者、習練者不斷電話諮詢，共性問題是：因自己盲目瞎練所謂的丹功，造成「走火入魔」，有的甚至嚴重地影響了正常生活。

從電話或面談得知，他們多半是自己為了尋得一種懶惰的鍛鍊方法，從書本上找到或看到關於對靜坐功或靜樁功的介紹，於是「東施效

蹕」，最後落得個「出偏差」的結果，造成生理和心理上的嚴重創傷。

武當丹道修煉真的距離我們生活那麼遙遠嗎？

其實，明其原理，知其正途，遵其規範，丹道養生的健康方式就在我們身邊。

如何求得正途？提出六點建議，以供參考：

一是打破「懶人練功，以靜為先」的錯誤思想禁錮，樹立「動靜結合」的正確養生觀。

二是樹立「常人練功，以動為先」的正確思想導向，堅持「快慢相宜」的積極養生觀。

三是依據丹道實證體驗而得出的有效修煉程式與方法，按部就班，穩步提高，堅決摒棄盲目瞎練的個人做法。

四是有條件的可以直接到丹道傳人那裡尋求指導，避免不必要的「修煉」彎道，直入正途。

五是尋「明白」老師，不要「虛名」老師。丹道養生，貴在實踐，沒有實踐的空談，必然留下健康隱患。害人必將毀己。

六是武當丹道養生法理簡捷，適應群體廣泛。

不同年齡層的人們只要有追求健康的願望，

都能從眾多武當丹道養生方法中，對號入座。

　　喜歡安靜，厭棄劇烈運動的人們，完全可以在老師的指導下，選擇躺在床鋪上練臥功。

　　初學者，可以選擇武當丹道基礎性功法——學道行，會走路就會練習這套「道功十步」。

　　有修煉基礎的，可以選擇「不老青鬆功」。

　　希望丹功高深者，可以先走靜功樁法，再求外靜內動的高級功法。

結束語：

　　可以預測，「藏在深閨人未識」的武當丹道養生，一朝被人們認識，與國際接軌，走上產業化路子之後，必將在世界養生市場發展空間上成為一顆閃爍耀眼的新星！

後　記

◇◇◇◇◇◇◇◇◇◇◇◇◇◇◇◇◇◇◇◇◇◇◇◇◇◇◇◇◇◇◇◇◇

　　「武當養生筋經八法」公開面向社會教學已經10年了。

　　本來「武當養生筋經八法」是門內自習的功法，沒有對外教學的。偶然的機會，一位體弱的愛武老人千里迢迢對武當內養功法尋訪。老人愛武數年卻體弱、筋縮，行拳走架動作不雅，原本所練的拳是挺好的拳，他卻練得不成體統。見面談吐中，老人習功之心切，愛武之癡度，無不令人感懷。小留幾日，選擇性地將「武當養生筋經八法」中的5個把子，教給他試驗著練習，以期改變老人的功態。

　　半年後，奇蹟發生了。老人彎曲的背，直了許多；拳路功架，增色了不少；精神狀態也挺好。老人感動，我也對「武當養生筋經八法」適度重視，並加以研究。

　　先是本人執教。此功法獨特的練功形式、獨特的練功方法、獨特的練功效驗，很快得到社

會養生愛好者的認同；接著，家人教學，兄弟姊妹上陣。2008年迎來了一個小高潮。數以百計的武當武術養生習練者，來到了位於武當山下十堰城區的柳林武功院，學習包括「武當養生筋經八法」在內的武當傳統內養功法。我們對所有學習「武當養生筋經八法」的學員，要求寫練功筆記，記錄下學員們的身體、功架變化。教學經驗的積累，學員感悟的彙集，養生醫學的檢驗，逐步築起了「武當養生筋經八法」成為「武當養生寶典」的大牆。

好的功法，好的教法，好的養生保健效驗，同樣引起武術媒體人的關注。2008年由中國武術協會審定、國家體育總局武術研究院監製的第一張武當武術養生功法——電視教學系列片「武當養生筋經八法」DVD正式出版發行。5年來，我們不斷收到透過DVD學習後的諮詢、交流、訪談和教學校正。

珍惜生命、愛惜日子的養生愛好者、學者，也有專家強烈建議：將「武當養生筋經八法」整編成書，讓更多追求健康生活的人們受益。

2010年，應人民體育出版社孔令良編輯之邀，率先整理出版了《武當九式吐納養生法》，

算是投石問路吧，2011年上市效果挺好，網上普遍好評。在《武當九式吐納養生法》再版之時，我們感受到了社會的責任。老祖宗留下的寶貴遺產，應該讓更多的愛好者、研究者分享。在人民體育出版社孔令良編輯的指導下，我們又開始了整理《武當養生筋經八法》書稿的里程。

3年過去了，《武當養生筋經八法》書稿問世。其中的苦與樂，難以言表。

借鑒過去整編《武當拳入門理論》《簡化武當拳》《武當劍》《武當劍譜》《武當九式吐納養生法》的成書經驗，在整編「武當養生系列功法」的具體環節中，十分注重傳承的原始性、史料的權威性、動作的代表性、養生的科學性、演練的藝術性以及吐納中的技巧性。所以，這套養生功法，自問世之日，似乎也就蘊含著非常強大的生命力，在道內外傳承至今，引起了社會各界養生愛好者、研究者的強烈關注和喜愛。

在多年的教學傳承過程中，大批學員的養生實證，引起中國醫學界、氣功界、武術界的專業人士重視並進行了大量的資料研究。

有個性特色才有其生生不息的生命延續之力。然而瑕不掩瑜。畢竟是一套功法，並不意味

著沒有缺憾，也不可能包羅萬象。它最受中老年和青少年中的體弱多病者、亞健康人士歡迎。當然，如果得到正傳，也可以將此套功法作為點穴手的基礎功法訓練指、拳的內力，相信熱愛、崇尚點穴的人們，明此道理後，一定會倍加珍愛。由此看來，儘管它的適應群體比較寬泛，也不容回避該功法的局限。

功法套路似乎好學，或許五六個課時即可掌握基本要領和符合動作要求，其實真正練好，也不是很容易。從專業角度看，越是好學的，越是難以練精。

所以，也提醒初學者，要有認真的習練態度；對於有一定基礎的同好，如有興趣練習，最好不要掉以輕心；對於研究者，建議不要因為看起來簡單，而不深入感悟揣摩。果真那樣，想提高練功檔次，做到體用一體，達到形神兼備，肯定無緣。

存在的就有其合理性。目前，作為「武當養生三大寶典」之一的這套養生功法正迅速地向世界各地流傳，正為世界人類的健康事業再做新的貢獻。

這裡特別感謝武當山下的湖北省十堰市文

後　記

體局領導的關心，十堰市武術協會、武當拳法研究會、武當養生研究會、武當武術聯合會、十堰市民俗協會、十堰市非物質文化遺產保護中心等同仁的支持，武當山特區、《武當》雜誌社的幫助；感謝武當丹道專家陳禾源的指導；感謝武當拳法研究會會長歐陽學忠為本書題寫書名；感謝十堰柳林武功院（http://www.wudangquan.net）及眾弟子的參與和家人及兄弟姊妹們的無私奉獻。

　　可以說，這本小書，是先輩智慧的結晶，本人不過是一個具體實踐者罷了。期望大家一如既往地給我鼓勁加油，力爭在最短的時間內，更好地完成其他千古秘傳武當養生系列叢書的整編工作。

　　　　　　　　　　　　岳　武

　　　　　　　　　　　　于武當山下

國家圖書館出版品預行編目資料

武當養生筋經八法／岳武　陳玲　著
——初版——臺北市，大展，2016[民105.06]
面；21公分——（武當武學；3）
ISBN 978-986-346-115-9（平裝；附數位影音光碟）
1.氣功 2.養生
413.94　　　　　　　　　　　　　105005420

武當養生筋經八法（附DVD）

著　　者／岳　武／陳　玲
責任編輯／孔　令　良
發 行 人／蔡　森　明
出 版 者／大展出版社有限公司
社　　址／台北市北投區（石牌）致遠一路2段12巷1號
電　　話／(02) 28236031‧28236033‧28233123
傳　　真／(02) 28272069
郵政劃撥／01669551
網　　址／www.dah-jaan.com.tw
E-mail／service@dah-jaan.com.tw
登 記 證／局版臺業字第2171號
承 印 者／傳興印刷有限公司
裝　　訂／眾友企業公司
排 版 者／千兵企業有限公司
授 權 者／北京人民體育出版社
初版1刷／2016年（民105年）6月

定　　價／330元

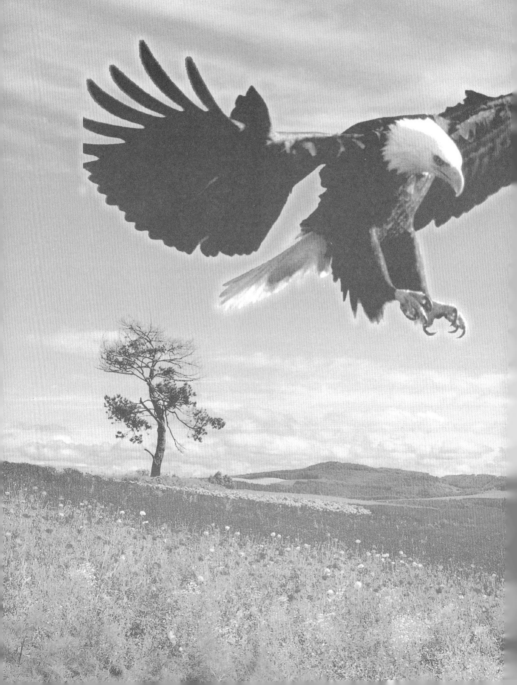